HISTOIRE

DE LA

GÉNÉRATION

CHEZ L'HOMME ET CHEZ LA FEMME

LYON. — IMP. PITRAT AINÉ, RUE GENTIL, 4.

HISTOIRE

DE LA

GÉNÉRATION

CHEZ L'HOMME ET CHEZ LA FEMME

PAR

LE Dʳ DAVID RICHARD

Ouvrage illustré de HUIT planches gravées en taille douce
et tirées en couleurs

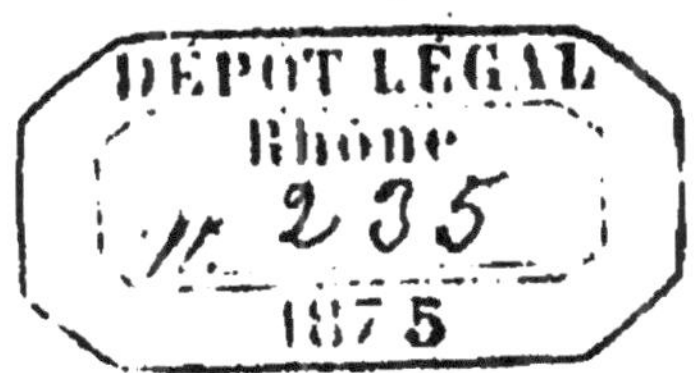

PARIS

LIBRAIRIE J. B. BAILLIÈRE ET FILS

RUE HAUTEFEUILLE, 19

1875

PRÉFACE

En essayant d'écrire l'*Histoire de la génération chez l'homme et chez la femme* nous avons voulu remplir un double but :

1° Donner l'explication d'une série de phénomènes qui constituent les fonctions de la génération et qui, pour être plus compliqués et plus délicats que ceux qui constituent les fonctions de la digestion, de la circulation, de la nutrition, etc!, n'en sont ni moins intéressants, ni moins importants;

2° Présenter au point de vue pratique une série d'enseignements sans lesquels ne saurait se constituer l'hygiène la plus élémentaire, celle que chacun doit connaître le plus particulièrement pour son propre usage, puisqu'elle s'adresse aux fonctions les plus intimes et les plus secrètes.

C'est à ce double besoin que nous avons essayé de satisfaire par le présent ouvrage.

Ce n'est pas à dire que la génération et ses *mystères* n'aient été déjà l'objet de publications à l'adresse du public autre que les médecins et les hommes de science : ces publications sont nombreuses, trop nombreuses même ; mais souvent elles ont dépassé le but sans l'atteindre ; l'une considérait la question au point de vue purement anecdotique et, si nous pouvons ainsi nous exprimer, au point de vue amusant ; d'autres ont surtout cherché à donner au lecteur une série de recettes plus ou moins spéciales et à peindre les tristes résultats de certains excès, pour en indiquer aussitôt le palliatif ou le remède qu'ils avaient charge de recommander.

Notre but est plus simple, plus désintéressé, et, nous croyons pouvoir le dire, d'une utilité plus générale. Le résumer en quelques lignes, ce sera indiquer en même temps d'une manière sommaire le contenu des pages qui vont suivre.

La science a fait dans ces dernières années des conquêtes positives dans le domaine de l'étude de la génération : *ovulation* et *menstruation*, *érection* et *mécanisme nerveux*, *fécondation* et *vie de l'embryon*, tels sont quelques-uns des termes qui marquent les principales étapes dans la voie du progrès scientifique.

Ce sont ces progrès que nous voulons faire connaître en mettant leur étude à la portée de tous.

Chaque fait scientifique a son application à l'*hygiène* : c'est l'hygiène de la génération que nous voulons étudier, hygiène qui présente des considérations spéciales pour l'enfance, la puberté, l'âge mûr et la vieillesse : hygiène qui, appliquée à la femme grosse, appliquée à la fécondation et à l'acte fécondateur, s'adresse déjà à l'enfant avant qu'il ait vu le jour, avant même qu'il ait été conçu.

Les *applications médico-légales* ne sont pas moins nombreuses : par les questions qu'elles comportent, elles touchent aux intérêts les plus délicats de la famille et de la société.

Nous nous attacherons donc à bien poser les bases scientifiques de ces questions.

Enfin, la *morale* elle-même ne peut rester étrangère aux faits que la science a consacrés. Loin d'en être ébranlée, elle y trouve à chaque pas de nouveaux appuis. La nature, en nous révélant ses voies et ses moyens, nous fixe d'une façon exacte les limites précises du devoir, et la médecine nous montre que jamais l'homme ne s'écarte impunément des bornes naturelles imposées par la puissance de ses organes et de ses fonctions.

On pourrait caractériser à plusieurs points de vue notre siècle en l'appelant le *siècle de la biologie :* jamais, en effet, les sciences qui ont pour objet l'étude des êtres vivants n'avaient pris une telle extension et ne s'étaient appuyées sur des bases aussi solides, c'est-à-dire sur celles de l'anatomie et de la physiologie expérimentale.

Aussi voyons-nous les sciences philosophiques, longtemps égarées dans de vaines spéculations, venir aujourd'hui porter leurs débats sur le terrain de l'histoire naturelle, s'occuper de l'étude de l'évolution des espèces, des races, des individus ; nous n'en citerons comme exemple que les luttes scientifiques des transformistes et des non transformistes, des partisans et des ennemis de la doctrine inaugurée en France par Lamarck et, depuis, si largement développée en Angleterre par Darwin.

La psychologie elle-même cherche aujourd'hui à se constituer comme science positive par l'étude de l'anatomie et de la physiologie comparée des centres nerveux ; c'est ainsi que l'étude de l'intelligence a été comprise par les psychologues anglais, par Bain, par Herbert Spencer, en France, par H. Taine, en un mot par tous les maîtres de la nouvelle école, celle de la psychologie expérimentale.

Ces rapports, plus intimement établis entre la biologie et les autres sciences, ont rendu nécessaires les ouvrages destinés à mettre à la portée de tout le monde l'étude générale des phénomènes que présentent les êtres vivants ; les questions de physiologie élémentaire font presque partie de l'éducation de l'enfance, et Jean Macé, dans son livre si populaire[1], a su, en présentant un tableau complet des fonctions de l'organisme humain, rendre vulgaires des connaissances qui semblaient

---

[1] Jean Macé, *Histoire d'une bouchée de pain.*

devoir rester le partage d'hommes spéciaux, des médecins, des naturalistes.

L'étude des fonctions de la génération est assurément difficile à aborder ; elle ne peut être mise à la portée de tous les âges, ni même de tous les sexes. Elle ne peut être exposée sans péril, dans tous ses détails, qu'à un public sinon spécial, du moins placé dans les conditions où ces connaissances deviennent réellement utiles, nécessaires, et non pas seulement propres à éveiller une dangereuse curiosité.

Dans les huit planches qui illustrent notre texte et qui forment le complément indispensable de la partie anatomique et physiologique de notre ouvrage, nous avons voulu représenter à l'état normal les organes de la génération chez l'homme et chez la femme ; nous leur avons conservé un caractère essentiellement sérieux par la précision des indications et la rigueur des détails ; nous étions sûrs d'ailleurs d'unir le mérite scientifique à la valeur artistique en en confiant l'exécution au pinceau de M. Léveillé, dont le talent est apprécié comme il le mérite dans le monde savant.

Et si un esprit trop timoré, avant de feuilleter ces pages, hésitait encore à admettre la légitimité de ces études, nous nous contenterions de lui répondre par un passage emprunté au Dr Guyot[1].

« Eh quoi ! nous avons étudié et enseigné les merveilles de la construction de l'œil, les lois de la vision et les moyens de la rectifier, de l'agrandir et de la compléter. Nous avons fait de même pour l'ouïe, l'odorat et le goût, pour tous les sens et pour toutes les fonctions, et nous n'avons à dire que quelques phrases banales ou quelques vagues paroles pour guider l'homme dans l'usage de l'appareil qui domine la vie du genre humain, pour lui apprendre à faire partager normalement et complétement à sa compagne et épouse les sensations naturelles de la loi fondamentale du mariage, aussi bien pour la certitude et la perfection que pour la satisfaction d'un sens, que l'état de mariage élève à l'exigence d'un besoin ?

« Au lieu d'abandonner les lois sacrées du mariage aux lazzis des comédies et des chansons, au lieu de laisser le lien conjugal se relâcher par

---

[1] JULES GUYOT, *Union médicale*, 1858.

l'ignorance et le ridicule des rapports des conjoints et se briser fatalement faute de notions positives et harmoniques, la physiologie, la science pure, guidera l'époux et rendra certaine et durable sa combinaison avec l'épouse de son choix; elle lui montrera que de lui seul dépendent le bonheur et la paix du ménage par l'accomplissement normal et complet de la fonction binaire, toujours suivie d'un calme parfait et des dispositions les plus heureuses à la gaieté et à l'expansion du cœur ; elle lui dira que son bonheur est plus dans le bonheur de sa moitié qu'en lui-même; que sa première et sa principale étude est de chercher et de trouver la voie du cœur de sa compagne chaste et pure, qui attend de lui seul l'émotion de ses sens. »

Tel est le but que nous nous sommes proposé : Puissions-nous ne pas être resté trop au-dessous de la tâche que nous avons entreprise.

David RICHARD.

15 mars 1875.

TABLE DES MATIÈRES

DEUXIÈME PARTIE

Organes de la génération à l'état actif. — Érection, copulation, fé-condation. 70

TROISIÈME PARTIE

De l'évolution des fonctions sexuelles. — Puberté, âge viril, vieil-lesse. — Des causes qui modifient les facultés sexuelles. 125

HISTOIRE

DE

LA GÉNÉRATION

CHEZ L'HOMME ET CHEZ LA FEMME

INTRODUCTION

LA REPRODUCTION.
IMPORTANCE DE SON ÉTUDE. — SES RAPPORTS
AVEC LES AUTRES FONCTIONS.
LA REPRODUCTION DANS LA SÉRIE DES ÊTRES. — DIVISION DU SUJET
ET PLAN DE L'OUVRAGE.

Si la nature a attaché une grande importance à l'accomplissement des fonctions qui assurent l'existence de l'individu, à la *digestion*, à la *respiration*, etc., elle semble avoir donné plus de soins encore à celles qui ont pour objet la conservation de l'espèce, aux fonctions de *génération*. Les êtres animés n'ont reçu la vie que pour la transmettre à d'autres êtres semblables, pour se reproduire. Il fallait donc que la nature poussât les êtres à la reproduction de leur espèce par une force bien irrésistible, par un

plaisir plus puissant que ceux qui s'attachent à l'accomplissement des autres fonctions.

Cette force, c'est l'*amour* pris dans le sens le plus
large du mot, l'amour commun à tous les êtres organisés, depuis l'humble plante et l'infusoire le plus
dégradé, jusqu'aux mammifères les plus élevés, jusqu'à l'homme.

C'est, en effet, chez l'homme que cette force, devenue consciente, devenue sentiment, acquiert son plus
haut degré. « La plupart des animaux, dit Voltaire,
ne goûtent dans l'amour de plaisir que par un seul
sens, et dès que cet appétit est satisfait, tout est
éteint. Aucun animal, hors l'homme, ne connaît les
embrassements ; tout son corps est sensible ; ses lèvres surtout jouissent d'une volupté que rien ne lasse,
et ce plaisir n'appartient qu'à son espèce. Enfin, il
peut dans tous les temps se livrer à l'amour, et les
animaux n'ont qu'un temps marqué. »

Aussi, tandis que les poëtes chantaient l'amour, les
philosophes l'ont-ils analysé ; mais ces derniers ont
fait plus : à une époque où, sous le nom de *philoso-
phie*, on réunissait dans une même étude les sciences
exactes, l'histoire naturelle et même la médecine,
ils ont cherché à pénétrer les mystères de l'organisme, à dévoiler les secrets de la *génération*, qui
est la source et le but ultime de l'amour.

Bientôt cette étude est devenue le domaine presque

exclusif des médecins, mais ceux-ci, se bornant à l'étude de l'homme, se sont trouvés en présence de difficultés insurmontables, que l'anatomie et la physiologie comparée pouvaient seules éclaircir.

Laissant les hypothèses et les théories, les naturalistes ont eu recours à l'expérience, à l'observation : les conquêtes inattendues réalisées dans cette voie sont toutes récentes; quelques-unes datent à peine d'hier.

Ce sont ces résultats, précieux en eux-mêmes, précieux surtout au point de vue de leurs applications à l'hygiène, à la médecine légale, que nous devons ici passer en revue. Ces questions sont difficiles; elles touchent aux points les plus délicats de la physiologie humaine.

Mais, même en dehors de leur utilité pratique, elles résument une série de faits que ne peut ignorer tout homme curieux du γνωτι σεαυτον, du *connais-toi toi-même;* et qui oserait dire qu'il connait l'histoire d'un animal quelconque, l'histoire de l'homme, s'il ignorait les phénomènes de son évolution, de sa *reproduction ?*

La *reproduction,* avons-nous dit, est une des *fonctions* dont la connaissance intime s'est le plus longtemps dérobée aux recherches des naturalistes.

Ce n'est qu'au dix-septième siècle que la science a commencé à se défaire des doctrines spéculatives des philosophes de l'antiquité, pour aborder, avec Fabrice d'Acquapendente, Harvey, Leeuwenhoek, etc., l'étude expérimentale de la *génération*. Les difficultés du problème, les mille détails dont la nature semblait vouloir dérober les plus essentiels, les innombrables variétés que ces phénomènes offrent dans la série des êtres, nous expliquent assez pourquoi des naturalistes éminents ont dû se spécialiser dans cette étude si féconde en découvertes et si philosophique par ses vastes généralisations.

Après les travaux de R. de Graaf, de Ch. de Baer, de Purkinje, et enfin de Coste, la physiologie de la génération est devenue l'une des parties les mieux élucidées de la science des êtres vivants [1]. Non-seulement elle est connue aujourd'hui jusque dans ses moindres détails, mais il nous est devenu facile de préciser la place que cette fonction occupe au milieu des autres fonctions de l'organisme, et de suivre les liens qui la rattachent aux autres actes et particulièrement aux *fonctions de nutrition*.

Ce sont ces rapports que nous devons rapidement esquisser ici ; nous verrons en même temps ce qu'est la génération chez l'homme, et ce qu'elle est chez les êtres vivants placés aux divers degrés de l'échelle animale.

1 Voyez, sur cet historique, CL. BERNARD, Leçons sur la physiologie générale (*Revue scientifique*, septembre 1874, n° 13 et suivants).

La *nutrition* est le phénomène par lequel un organisme vivant emprunte au monde extérieur certains éléments qu'il s'assimile, de manière à augmenter sa propre substance, à *croître* en un mot. Mais la *nutrition*, la *croissance* peuvent prendre, dans certaines circonstances, un caractère nouveau : certaines plantes produisent des bourgeons qui tombent et, continuant à croître après leur chute, deviennent des individus indépendants ; c'est là un véritable phénomène de reproduction : il se fait aussi d'une manière analogue par des racines, qui vont au loin donner naissance à un nouvel individu.

Ici donc la *croissance* est devenue réellement *reproduction* ou *génération*, puisqu'elle s'est traduite en définitive par la *multiplication de l'espèce*. Cet exemple nous fera plus facilement comprendre ce qui se passe chez des animaux tout à fait inférieurs *(infusoires* et autres), formés simplement d'une cellule. Quand cette cellule, par les progrès de la nutrition, a acquis un certain développement, ou bien elle émet de petits bourgeons latéraux qui deviennent des individus indépendants, ou bien elle se divise tout simplement en deux. C'est ce qu'on a appelé la reproduction par *segmentation*, par *bourgeonnement*, par *gemmiparité*, etc. C'est la forme la plus simple de la reproduction.

A un degré plus élevé, et pour jeter seulement un

regard d'ensemble sur *la physiologie comparée de la génération*, nous voyons se produire des bourgeons semblables, qui tendent semblablement à s'isoler ; mais un bourgeon de ce genre ne peut devenir un nouvel être qu'à la condition de se fusionner avec un bourgeon analogue venu d'un individu de la même espèce que celui qui avait produit le premier. C'est ainsi que, chez certains végétaux inférieurs *(algues)*, le contenu d'une cellule se porte vers une autre cellule, se fusionne avec elle, et il résulte de cette fusion une nouvelle cellule qui désormais sera propre à se développer en un nouvel individu, en une nouvelle algue.

Ce phénomène, que les botanistes désignent sous le nom de *conjugaison*, nous présente le type le plus simple de ce que nous étudierons sous le nom de *fécondation*.

En effet, chez tous les êtres où la reproduction s'effectue par *fécondation*, on voit deux organes différents chargés de produire les deux éléments qui doivent se fusionner : l'un de ces organes, dit organe femelle, produit un petit bourgeon ou une cellule *(ovule)* ; l'autre, dit organe mâle, produit un élément analogue, procédant aussi d'une cellule (le *spermatozoïde)*. Ces deux éléments viennent-ils à se rencontrer ? Ils se fusionnent : on dit alors que *l'ovule est fécondé* ; et il peut dès lors se développer en un individu nouveau. Cette génération, qui exige deux éléments distincts, et par suite deux organes producteurs, chacun d'un *sexe différent*, est dite *génération sexuée*.

Nous avons dit *deux organes producteurs* et non pas *deux organismes, deux êtres*, parce qu'il peut se faire qu'un seul et même individu renferme à la fois et l'organe mâle et l'organe femelle : l'animal est alors *hermaphrodite;* c'est ce qui se présente pour beaucoup d'animaux inférieurs, et surtout pour certains vers parasites du corps de l'homme (le *tœnia*, par exemple). La facile reproduction de ces êtres n'a par conséquent rien qui nous étonne, puisque nous voyons un seul et même individu se suffire à lui-même, posséder tout ce qui lui est nécessaire pour reproduire son espèce, et cela par *génération sexuée.*

Mais ce sont là des exceptions relatives : dans l'immense majorité des animaux sexués les *organes mâle et femelle* sont portés par des individus différents : de ces individus, l'un, appelé mâle, produit les *spermatozoïdes* (le sperme) ; l'autre, appelé femelle, produit les *ovules* (les œufs).

Comment alors ces deux éléments viennent-ils au contact, de façon à se pénétrer, afin qu'en un mot l'*ovule soit fécondé ?*

Ici encore nous constatons que la nature arrive

au même but par les actes les plus variés, et nous voyons ces actes se compliquer de plus en plus dans l'échelle animale.

Pour citer seulement les exemples que nous offrent les vertébrés, nous voyons que, chez les poissons, la femelle émet ses œufs et les abandonne flottants à la surface de l'eau ou au milieu des herbes aquatiques : le mâle vient ensuite, passe sur ces œufs et les arrose de sa liqueur spermatique : il n'y a *presque jamais* de rapports immédiats, entre les deux individus de sexe différent, pour cet acte de fécondation.

Chez les batraciens au contraire (grenouilles), nous voyons le mâle tenir la femelle longuement et étroitement embrassée, de telle sorte qu'au moment où celle-ci émet ses œufs au dehors, le mâle les arrose de son sperme au fur et à mesure qu'ils sont expulsés : il y a donc ici une sorte d'*accouplement*.

Mais chez les oiseaux, et surtout chez les mammifères, cet accouplement présente un tout autre caractère : le mâle est pourvu d'un appareil qui acquiert à un moment donné une *rigidité* suffisante pour être *introduit* dans les organes génitaux de la femelle et y porter la liqueur où sont suspendus les éléments fécondants (sperme) : l'accouplement devient donc ici *coït*, *copulation*, et c'est dans les organes femelles que s'effectue la rencontre des ovules et des spermatozoïdes, par un mécanisme que nous étudierons plus tard.

L'homme occupe l'échelon le plus élevé de la classe des mammifères : chez lui la génération demande donc tous les actes compliqués que nous venons d'indiquer en dernier lieu.

La rapide étude de physiologie comparée qui nous a conduit étapes par étapes à la génération des mammifères et de l'homme, nous a servi à montrer les rapports de cette génération avec celle des autres êtres organisés : elle nous servira d'une façon encore plus directe à tracer le plan d'après lequel nous devons étudier la génération dans l'espèce humaine, et passer en revue les divers actes qui lui sont nécessaires.

Nous étudierons d'abord, au point de vue *anatomique*, les *organes génitaux* des deux sexes : 1° les organes de l'homme : les *testicules*, qui produisent le *sperme* ; les *canaux excréteurs*, la *verge* et les *appareils érectiles* destinés à porter ce sperme dans les organes de la femme ; 2° les organes de la femme : les *ovaires*, qui produisent les *ovules* (ou œufs) ; les *trompes*, la *matrice*, le *vagin*, qui sont les voies que doivent parcourir les ovules d'une part, les spermatozoïdes de l'autre, pour arriver à se rencontrer.

Cette partie purement *anatomique* nous permettra

d'aborder ensuite l'*analyse physiologique* des actes qui se passent dans ces divers organes : *sécrétion du sperme* chez l'homme, *formation des ovules* chez la femme. En parlant ensuite du *coït* et de l'*éjaculation*, nous verrons par quelle série de phénomènes est amenée la rencontre de l'*ovule* et du *spermatozoïde*, la *fécondation*, en un mot.

Nous ne saurions nous contenter d'étudier ces fonctions et ces actes dans un cas particulier pris comme type. Nous devrons nous arrêter sur les conditions qui modifient les *fonctions génitales* selon l'âge et les conditions individuelles ; nous traiterons donc de la *puberté*, de l'*âge viril*, de la *vieillesse*, de l'*impuissance*, de la *stérilité*, etc.

Mais, quand la *fécondation* est accomplie, tout n'est point fini, du moins pour l'*organisme maternel*. Nous devrons voir comment la nature l'a chargé de présider au *développement du nouvel être*, qui, par le fait de la fécondation, a acquis son existence individuelle. Chez nombre d'animaux, chez les oiseaux, par exemple, l'œuf, en suivant les voies génitales de la femelle pour arriver jusqu'à l'extérieur, s'entoure de *provisions nutritives* (le jaune et le blanc), telles qu'il pourra désormais se suffire à lui-même, et qu'arrivé au dehors c'est tout au plus s'il demandera à la mère un peu de chaleur nécessaire à son développement.

Mais, chez les mammifères, l'œuf reste dans le sein
de la mère et lui demande à la fois chaleur et nourriture : à cet effet, il se *greffe* sur les parois de la
matrice ; des voies d'échange régulier s'organisent
entre lui et la mère, et c'est cette dernière qui absorbe,
qui respire, qui excrète même pour le jeune organisme qu'elle ne mettra au jour que lorsqu'il a acquis
un développement suffisant pour aller directement
puiser dans les milieux extérieurs les éléments de
son existence et de son développement ; et, longtemps
encore après l'avoir mis au jour, l'organisme maternel devrait-il fournir à ce jeune être une nourriture
toute préparée *(lait)*, plus substantielle et plus directement assimilable.

Nous aurons donc, après l'étude de l'acte essentiel de la fécondation, à consacrer quelques pages à
l'étude du *développement de l'œuf*, à celle de la
grossesse, de *l'accouchement* et enfin de la *lactation*.

PREMIÈRE PARTIE

ORGANES GÉNITAUX DE L'HOMME ET DE LA FEMME

CHAPITRE PREMIER

ORGANES GÉNITAUX DE L'HOMME ; GLANDES GÉNITALES ;
LEURS PRODUITS ; LEURS CANAUX EXCRÉTEURS.

Les organes génitaux de l'homme se composent essentiellement : .

D'une glande *(testicule)*, ayant pour fonction de sécréter l'élément mâle *(sperme)* ;

De conduits chargés de porter le sperme à l'extérieur *(épididyme, conduit déférent, conduits éjaculateurs, canal de l'urèthre)* ;

De glandes accessoires destinées à fournir des produits qui, s'ajoutant au sperme, en modifient la consistance et les propriétés physiques *(vésicules séminales, prostate, glandes de Cooper)* ;

Et enfin, d'un appareil *érectile (verge* et *gland)*, qui peut, dans certaines conditions, acquérir une rigidité suffisante pour pénétrer dans les organes de la femme et y porter le sperme sécrété et modifié par les organes précédents.

C'est dans cet ordre que nous étudierons les organes génitaux de l'homme.

Nous n'avons pas à tenir compte ici de la distinction en *organes génitaux internes* et *externes,* division que nous signalerons toutefois. Les testicules avec leurs enveloppes *(bourses)* font partie de ce qu'on nomme *organes génitaux externes ;* ce n'est ensuite qu'en arrivant à l'étude de la verge et du gland que nous retrouverons le complément de ces organes externes. Cette division n'a donc rien de naturel pour l'étude des organes de l'homme, au point de vue de l'analyse de leurs fonctions physiologiques.

Nous verrons qu'il n'en sera plus de même pour la femme.

§ 1. — Testicules.

Les *testicules* sont deux corps glanduleux situés dans les *bourses*, un de chaque côté de la ligne médiane. Ils sont contenus dans une enveloppe formée par la peau et par plusieurs couches de tissus fibreux et musculaires. On donne à cette enveloppe le nom de *bourses* (pl. I, *fig.* 1, B ; pl. II, U). Parmi les couches qui composent les *bourses* nous signalerons seulement :

1o La *peau*, remarquable ici par sa couleur brune (pigmentée), par ses rides, par ses poils longs et clairsemés, par ses nombreuses glandes sudoripares et sébacées. Cette enveloppe cutanée reçoit en anatomie le nom de *scrotum ;*

2° La peau est doublée par une couche de *fibres musculaires pâles* (pl. I, *fig.* 1, *a*, â), qui se contractent lentement et indépendamment de la volonté. Cette contraction a lieu sous l'influence du froid, de l'orgasme vénérien, des excitations directes : elle diminue alors le volume des bourses, augmente les plis de la peau, et fait remonter les testicules plus ou moins haut, jusque vers l'entrée du *canal inguinal*. Cette couche musculaire, involontairement contractile, reçoit en anatomie le nom de *dartos*. Elle forme au milieu des bourses une cloison (pl. II, ʊ), de manière à assigner à chaque vésicule une loge à part ;

3o On trouve plus profondément une enveloppe formée par des fibres musculaires qui descendent depuis les muscles des parois abdominales ; c'est ce qu'on nomme le *crémaster* (de κρεμάω, je suspends), parce que ces muscles tiennent le testicule suspendu, et peuvent, par des contractions volontaires, le faire remonter jusque vers le canal inguinal : ces contractions ont lieu toutes les fois que les muscles de la paroi abdominale antérieure entrent en action ;

4° Enfin le testicule est immédiatement enveloppé par une *membrane séreuse*, une poche sans ouverture, analogue à celle qui entoure le cœur (péricarde); c'est la *tunique vaginale*. Dans la cavité de la tunique séreuse vaginale peuvent se produire des épanchements de sérosité, absolument comme les épanchements des séreuses péricardiques ou pleurales : c'est cette accumulation plus ou moins considérable de sérosité dans la cavité vaginale qui constitue l'*hydrocèle*.

Lorsqu'on incise les bourses vers leur racine, c'est-à-dire vers leur partie supérieure, dans le voisinage du *canal inguinal*, au niveau du pubis (pl. I, *fig.* 1, en c), on aperçoit un paquet, que l'on nomme le *cordon*, et qui se compose du canal excréteur du testicule *(canal déférent;* pl. I, *fig.* 1, c), et des vaisseaux (artères et veines) de cet organe. C'est ce paquet, ce cordon, que l'on sent rouler sous les doigts lorsque l'on pince la partie supérieure des bourses. En prolongeant l'incision vers la partie inférieure on découvre le *testicule* lui-même : il se présente sous la forme d'un corps ovoïde (pl. III, *fig.* 1, 1, 2, 3, 4, 5), de la grosseur d'un œuf de pigeon, du poids de 20 à 30 grammes (chez l'adulte). Il est un peu aplati de dehors en dedans ; son grand diamètre est oblique de haut en bas et d'avant en arrière. Sur le bord postérieur du testicule se trouve accolée une masse irrégulière, l'*épididyme* (pl. III, *fig*. 1, 3, 4), que nous étudierons plus tard, et par laquelle le testicule se trouve suspendu au cordon (pl. III, *fig*. 1, 5-5).

Le testicule lui-même présente une structure assez compliquée : il appartient à la classe des *glandes en tube*, c'est-à-dire que le liquide qu'il sécrète est produit dans de longs tubes minces et filamenteux. En effet, si l'on incise la couche superficielle de cette glande, couche formée par du tissu fibreux très-dense *(albuginée ;* pl. III, *fig*. 1, 1), on tombe sur une masse grisâtre composée de filaments entortillés, et qui rappelle parfaitement un petit peloton de charpie (pl. III, *fig*. 1, 2). En saisissant avec des pinces un point quelconque de cette masse, on arrive facilement à l'étirer en filaments, comme on le ferait d'une boule de charpie.

Mais si l'on examine ces filaments au microscope, même avec un faible grossissement, on s'aperçoit aussitôt que ce sont en réalité des tubes *(tubes séminifères).* Ces tubes sont tapissés par des *cellules* qui en remplissent presque entièrement la cavité. On donne aujourd'hui le nom d'*épithélium* à ces couches de cellules qui revêtent les surfaces internes de l'organisme : c'est une expression anatomique que nous retrouverons à propos de toute la série des voies génitales, aussi bien chez la femme que chez l'homme. Nous pouvons donc dire que les *tubes séminifères* sont tapissés par un *épithélium*. Aux cellules de cet épithélium est réservée l'une des principales fonctions de l'appareil génital de l'homme, celle de produire le *sperme*.

A cet effet, un certain nombre de ces cellules s'hypertrophient, c'est-à-dire augmentent de volume, et l'on voit apparaître, dans leur intérieur, d'abord un point brillant *(tête* du futur spermatozoïde), auquel s'ajoute bientôt un filament plus ou moins enroulé sur lui-même *(queue* du futur spermatozoïde). En même temps ces cellules sont devenues libres ; elles progressent dans les tubes séminifères vers le bord postérieur du testicule, et dans ce trajet, ou bien seulement dans le trajet ultérieur qu'elles accompliront au niveau de l'épididyme, elles finissent par se briser : les filaments qu'elles contenaient deviennent libres, et constituent les spermatozoïdes (pourvus d'une tête et d'une queue). Les autres parties des cellules brisées forment le liquide et les débris au milieu desquels nagent les spermatozoïdes. Telle est l'origine et la composition essentielle du produit des *tubes séminifères*, c'est-à-dire du sperme (pl. III, *fig.* 5).

Nous ne pouvons aller plus loin sans donner

quelques détails sur les *spermatozoïdes*, qui représentent, comme nous le verrons, l'élément essentiel, l'*élément fécondateur* du sperme.

Les spermatozoïdes, si faciles à voir avec le microscope dans le sperme fraîchement éjaculé, ont été aperçus pour la première fois en 1677, par un étudiant en médecine, Louis Hamm, qui communiqua aussitôt sa découverte à Leuwenhoeck. Ce grand naturaliste fut porté à voir dans ces filaments mobiles de véritables animaux microscopiques comparables aux infusoires. Les progrès des études microscopiques ont montré aujourd'hui que les spermatozoïdes sont simplement des *éléments anatomiques* libres et flottants dans un liquide, comme les *globules rouges* dans le *sérum du sang*, et que la faculté de se mouvoir, qu'ils présentent, est du même ordre que celle qu'on observe sur certaines cellules pourvues de cils vibratiles.

Ayant donc réduit le spermatozoïde à son véritable rôle, nous le décrirons comme un petit filament présentant une extrémité renflée, piriforme (tête), à laquelle fait suite une queue très-allongée (pl. III, *fig*. 5, 1, 1). La longueur totale des spermatozoïdes de l'homme est de 5 centièmes de millimètres. Pour bien les apercevoir et les étudier, il faut employer au microscope un grossissement de 400 à 500 diamètres. On voit alors, en examinant du sperme fraîchement éjaculé, que ces filaments sont doués de mouvements très-vifs, qui se traduisent par une propulsion du côté de la tête, grâce aux ondulations de la queue, laquelle reproduit assez bien l'aspect d'une anguille qui nage. Ils peuvent ainsi parcourir en une seconde une distance à peu près égale à la longueur de leur corps. Dans le sperme abandonné à lui-même on retrouve les spermatozoïdes encore vivants, c'est-à-dire animés de mouvements, au bout de douze heures et plus ; ils se conservent encore plus longtemps si le sperme est maintenu à l'abri du refroidissement et de l'évaporation.

Tous ces phénomènes sont de la première importance, puisque nous verrons que le sperme est propre à la fécondation tant qu'il renferme des spermatozoïdes animés de mouvements. On a donc noté avec soin les circonstances qui influent sur cette vitalité ; parmi ces circonstances les principales sont les suivantes : le contact de l'eau froide tue presque immédiatement les spermatozoïdes ; les liqueurs acides arrêtent également leurs mouvements ; les liquides alcalins en augmentent au contraire la vivacité, et paraissent être un excitant du spermatozoïde. La mort du sujet n'anéantit pas subitement les mouvements des filaments spermatiques contenus dans les organes génitaux, et l'on en a trouvé de vivants encore dans l'appareil génital d'un supplicié, plus de soixante heures après la décapitation.

Nous connaissons donc la structure du testicule et la composition du liquide qu'il sécrète. Voyons quelles sont les voies que ce liquide parcourt et comment il se perfectionne et se modifie dans ce trajet.

§ 2. — Appareil excréteur du testicule

A. — Épididyme, canal déférent, vésicules séminales, canaux éjaculateurs.

Les tubes séminifères (voyez ci-dessus p. 16, et pl. III, *fig*. 1, 2) convergent tous vers le bord postérieur du testicule et finalement vers la partie supérieure de ce bord. Là ils sortent du testicule en se réunissant pour former quatre ou cinq canaux un peu plus considérables que les tubes primitifs. Ces canaux se pelotonnent (pl. III, *fig*. 1, 3), s'enroulent les uns sur les autres et forment ainsi cette masse irrégulière qui parcourt de haut en bas le bord postérieur du testicule, et que l'on désigne sous le nom d'*épididyme* (pl. III, *fig*. 1, 3, 4). A mesure qu'ils forment l'épididyme, les quatre ou cinq canaux, que nous venons de mentionner, tendent à se fusionner et à se confondre en un seul. Cette fusion est opérée au niveau de l'extrémité inférieure du testicule et le canal unique qui en résulte prend le nom de *canal déférent* (pl. III, *fig*. 1, 5).

On voit (pl. III, *fig*. 1, 5,5), le *canal déférent*, d'abord très-flexueux, puis de plus en plus rectiligne, remonter le long de l'épididyme, puis prendre part à la formation du cordon (voyez plus haut, p. 14), dont il forme l'un des éléments les plus importants, arriver ainsi jusqu'au *canal inguinal*, par lequel il traverse la paroi abdominale, et pénétrer enfin dans la cavité du bassin ; il se recourbe alors en bas et en dedans (partie supérieure de la *fig*. 1, pl. III), se place sur les côtés de la vessie, arrive à la face postérieure de ce réservoir et finalement atteint la base de la prostate (pl. III, *fig*. 1, 7,8). C'est là qu'il se termine, ou du moins que le canal qui lui succède prend un autre nom, celui de canal éjaculateur (pl. III, *fig*. 1, 7).

On voit que, dans ce long trajet, le canal déférent, remontant des bourses vers le canal inguinal, puis descendant de celui-ci dans le bassin vers la prostate, décrit une anse à concavité inférieure, à cheval sur la branche horizontale du pubis (qui correspond au canal inguinal),

Le canal déférent est un conduit musculaire à parois épaisses et à lumière très-mince ; il est probable que la *contraction vermiculaire* de ses parois fait marcher le sperme vers la prostate, c'est-à-dire vers les vésicules séminales et les canaux éjaculateurs. De plus, les parois de ce canal sont pourvues de glandes dont le produit vient se mêler au sperme fourni par le testicule et contribue déjà à lui faire perdre sa consistance pâteuse pour le rendre plus fluide.

Les *vésicules séminales* (pl. III, *fig*. 1, 8 ; et pl. II, ɪ) sont deux organes creux, piriformes, annexés chacun à l'un des canaux déférents, au niveau de la base de la prostate, c'est-à-dire au point où les *canaux éjaculateurs* succèdent aux *canaux déférents*. Elles sont placées dans le tissu cellulaire qui sépare le rectum (pl. II, ɢ) de la vessie (pl. II, ꜰ) ; comprimées entre ces deux organes, elles sont légèrement aplaties d'avant en arrière ; leur grosse extrémité est tournée en haut et en dehors, leur pointe en bas, insérée sur le canal déférent. Elles sont formées de parois musculaires et d'une muqueuse formant des plis nombreux, de manière que leur cavitée est divisée en alvéoles irrégulièrs.

Ces vésicules séminales paraissent remplir une double fonction. Elles jouent d'une part le rôle de *réservoir :* le sperme, sécrété par le testicule, et chassé par les contractions vermiculaires des canaux déférents, arrivé à l'extrémité de ces derniers se trouve en face de l'ouverture des canaux éjaculateurs, lesquels sont relativement peu perméables, et de l'ouverture des vésicules séminales qui se laissent facilement pénétrer. Il s'engage donc dans ces dernières et y demeure jusqu'à ce que, au moment du coït, il en soit chassé par les contractions de leurs parois. D'autre part, la muqueuse des vésicules séminales *sécrète* en abondance un liquide brunâtre, plus ou moins visqueux, qui, se mêlant au sperme, paraît remplir un rôle très-important dans son perfectionnement.

Dans ce nouveau milieu, les spermatozoïdes deviendraient beaucoup plus actifs, présenteraient des mouvements beaucoup plus vifs, en un mot deviendraient plus aptes à la fécondation.

Les *canaux éjaculateurs* (pl. III ; *fig.* 1, 7) font suite aux vésicules séminales et aux canaux déférents : ils sont donc au nombre de deux, traversant obliquement la moitié postérieure de la *prostate* (pl. II, H et J), pour arriver dans la portion prostatique du canal de l'urèthre, où ils s'ouvrent, au niveau d'un tubercule que nous étudierons bientôt sous le nom de *verumontanum* (pl. III, *fig.* 2, 20). Ces canaux sont courts, d'un très-petit calibre, et présentent une structure si simple qu'on peut les considérer comme une simple voie creusée à travers la substance prostatique. Leur rôle se réduit à celui de canal de conduction.

Nous avons déjà vu que leur peu de perméabilité

forçait d'ordinaire le sperme à refluer dans les vésicules séminales. Nous verrons plus tard que, malgré leur nom d'*éjaculateurs*, ils ne prennent pas une part *active* à l'éjaculation.

B. — *Canal de l'urèthre, verge, gland, etc.*

L'*urèthre* (pl. II, K, M, N; et pl. III, *fig*. 2) est un canal qui commence au col de la vessie (pl. III, *fig*. 2, 21) et se termine à l'extrémité de la verge par le *méat urinaire*. Il sert à conduire au dehors l'urine et le sperme, mais il n'appartient aux voies spermatiques qu'à partir de l'ouverture des canaux éjaculateurs (pl. III, *fig*. 2, 20).

Ce canal est d'une étude compliquée, vu son long trajet et les parties diverses qui le composent. La longueur totale est en moyenne de 16 à 20 centimètres. Son trajet, loin d'être rectiligne, présente deux courbures (pl. II) : ainsi, en partant du col de la vessie, il descend presque verticalement en bas (pl. II, portion K), puis, arrivé vers le bord postérieur de la symphise pubienne (pl. II, E), il se recourbe pour contourner cette partie osseuse et remonte en haut et en avant. Arrivé alors au niveau du ligament suspenseur de la verge (racine de la verge) il se recourbe de nouveau brusquement en bas.

Mais cette dernière courbure n'existe que lorsque la verge est en état de flaccidité; lorsqu'elle entre en érection cet angle disparaît (pl. II) et il n'y a plus à tenir compte que de la courbure sous-pubienne.

Le canal de l'urèthre se divise, d'après sa structure, en trois parties d'inégales longueurs, et qui sont, en allant d'arrière en avant : 1° la *portion prostatique;* 2° la *portion membraneuse* ou *musculaire :* ces deux parties sont assez courtes; 3° la *portion spongieuse*, de beaucoup la plus considérable. Chacune de ces portions joue dans les fonctions génitales (surtout dans l'*érection* et l'*éjaculation)* un rôle considérable, qui ne peut être compris sans une étude anatomique assez minutieuse.

1° La *portion prostatique* est ainsi nommée parce qu'ici le canal de l'urèthre est creusé dans un organe particulier, la *prostate*. Cet organe, par sa forme et son volume, rappelle assez bien une châtaigne (pl. II, H, J, K; et pl. III, *fig*. 2, 8) : il est placé immédiatement au-dessus de la vessie (pl. II, F; et pl. III, *fig*. 2, 15), à laquelle il correspond par ce qu'on appelle sa base, tandis que son sommet, dirigé en bas, se continue avec la portion membraneuse du canal de l'urèthre (pl. III, *fig*. 1, 9; et *fig*. 2, 9). On voit encore venir s'insérer sur sa base, en arrière de la vessie, les canaux déférents et les vésicules séminales (pl. III, *fig*. 1, 7). La prostate est formée d'une masse assez serrée de *fibres musculaires* et de *glandes*. Le canal de l'urèthre est creusé dans son épaisseur, dans une longueur de 3 centimètres environ.

Cette partie du canal de l'urèthre est assez large, et présente des détails anatomiques très-importants, que l'on remarque sur sa face postérieure : c'est d'abord, à peu près vers le milieu de son trajet, une saillie en forme de crête (pl. III, *fig.* 2, 20), flasque la plupart du temps, mais capable de s'ériger en même temps que les autres appareils érectiles, et d'oblitérer alors complétement le canal de l'urèthre. Cette saillie a reçu le nom de *verumontanum ;* elle marque le point où le canal de l'urèthre, qui jusque-là ne servait de voie conductrice qu'à l'urine, devient commun au passage de l'urine et du sperme. En effet, et c'est là le second détail anatomique qui doit nous arrêter, sur les côtés et immédiatement en avant du verumontanum, viennent s'ouvrir les *canaux éjaculateurs* (voyez plus haut, p. 23), par lesquels le sperme arrive dans le canal de l'urèthre. Signalons encore, mais sans y attacher grande importance, un petit orifice placé au sommet même du *verumontanum*, et qui conduit dans une étroite cavité piriforme, nommée *utricule prostatique*.

Nous verrons plus tard que c'est au niveau de la portion prostatique du canal de l'urèthre que se passent en grande partie les actes essentiels qui ont pour but l'*éjaculation*. Nous verrons qu'à ce point de vue le *verumontanum* est un organe important. Contentons-nous de dire pour le moment que la prostate, par ses fonctions de sécrétion, contribue, au même titre que les vésicules séminales, à perfectionner la liqueur spermatique : ses glandes produisent un liquide blanc et crémeux, qui se mêlant au sperme, lors de l'éjaculation, lui donne sa couleur laiteuse, caractéristique, car jusque-là et surtout après son mélange avec le produit des vésicules séminales, le sperme est d'une couleur plutôt grisâtre : lorsque les éjaculations se succèdent rapidement et sont abondantes, il est bientôt facile de constater que le sperme émis en dernier lieu est légèrement grisâtre, parce que l'humeur prostatique a fait défaut lors des dernières émissions [1]. Les muscles dont se compose la prostate expriment, par leur contraction, le produit de ses glandes.

1° La *portion membraneuse* du canal de l'urèthre (pl. II, en κ; et pl. III, *fig*. 1, 9, *fig*. 2, 9), est très-courte ; c'est elle qui forme précisément cette courbe à concavité antéro-supérieure par laquelle le canal contourne la symphyse du pubis (voyez p. 24).

---

[1] Voyez : Cn. Robin, *Leçons sur les humeurs*, p. 446 et suiv. 2ᵉ édition, 1874.

Cette partie a reçu le nom de *membraneuse* parce qu'elle se trouve à peu près réduite à la membrane cellulo-muqueuse qui compose le canal. Mais on lui donne aussi le nom de *musculeuse*, parce qu'elle est entourée par un muscle très-important à étudier à cause de ses fonctions : c'est le *muscle de Wilson*, espèce de boutonnière contractile, fixée aux deux branches du pubis, et qu'on appelle en anatomie un *sphincter*, c'est-à-dire un anneau musculaire capable d'oblitérer, lorsqu'il se contracte, la lumière du canal qu'il entoure. Nous verrons ce muscle prendre aussi une part importante à l'acte de l'éjaculation.

A la portion membraneuse du canal de l'urèthre se trouve encore annexé un appareil glandulaire, les *glandes de Cooper* (ou *glandes bulbo-uréthrales* (pl. III, *fig*. 1 et 2, 10, 10), placées contre ou même dans l'épaisseur du muscle que nous venons de signaler. Ces glandes, de la grosseur d'un pois, et analogues par leur aspect et leur structure aux glandes salivaires, présentent un petit canal excréteur qui se dirige en avant et va s'ouvrir dans le canal de l'urèthre, vers la jonction de la *portion membraneuse* avec la *portion spongieuse (bulbe)*, ou même dans le commencement de cette dernière (d'où le nom de glandes *bulbo-uréthrales)*.

Ces glandes sécrètent une humeur incolore, transparente, visqueuse, assez analogue à de la salive un peu épaisse, et qui vient se déverser dans le canal dès que se produit l'érection; ce liquide peut s'écouler au dehors sans qu'il y ait éjaculation; sa sortie précède du reste toujours celle du sperme, auquel il ne se mêle que peu. Il paraît surtout destiné à *humecter* et à *lubréfier* les voies que doit parcourir le sperme pendant sa brusque et rapide émission.

3° La *portion spongieuse* (pl. II, de L en N; et pl. III, *fig.* 1 et 2, de 12 à 14) est la plus longue et la plus antérieure des trois parties du canal de l'uréthre; elle correspond à la verge (pl. I, *fig.* 1, v); son nom lui vient de ce qu'en ce point le canal est creusé dans un long cylindre de tissu *spongieux* et *érectile* (pl. III, *fig.* 2, 12, 14); mais ce cylindre lui-même est placé entre deux corps spongieux et érectiles plus considérables, les deux corps caverneux (pl. III, *fig.* 1, 11, 13).

Nous avons donc à étudier ici : le *corps spongieux* de l'uréthre, puis les *corps caverneux*. Nous jetterons ensuite un coup d'œil sur les enveloppes de cet ensemble d'appareils érectiles, c'est-à-dire que nous étudierons la *verge*. En rapprochant cette dernière description de celle des enveloppes des testicules (voyez p. 15), on pourra reconstituer celle de l'ensemble auquel on a donné le nom d'organes *génitaux externes* de l'homme (pl. I).

Le *corps spongieux de l'uréthre* (pl. III, *fig.* 2,

12, 14) est formé d'un tissu particulier, le *tissu érectile* : c'est une trame fine d'alvéoles irréguliers, dont l'aspect, sur une surface de section, rappelle celui d'une éponge (pl. III, *fig*. 3 et 4) : ces alvéoles forment des cavités dans lesquelles le sang peut venir s'épancher, car elles représentent un appareil intermédiaire entre les artères et les veines. Nous verrons plus tard que l'accumulation du sang dans ces alvéoles constitue, du moins en partie, l'acte de l'*érection*, Aussi la portion spongieuse du canal de l'urèthre est-elle essentiellement *érectile*, et, pour bien l'étudier, faut-il en faire l'anatomie sur un sujet chez lequel on a produit un simulacre d'érection en injectant avec force dans le corps spongieux une matière coagulable (de la cire, par exemple), qui en remplit et en distend les alvéoles. On voit alors sur une coupe (pl. III, *fig*. 3 et 4) l'orifice du canal de l'urèthre plus ou moins béant (3, 3) et complétement entouré par le corps spongieux érectile.

En examinant toute la longueur de ce corps (pl. II, o, m, n), on constate qu'il ne présente pas partout le même développement, le même calibre ou volume. Sa partie toute postérieure est renflée (pl. III; *fig*. 1 , 12), saillante entre les racines des deux corps caverneux : c'est ce qu'on appelle le *bulbe*. Le bulbe va se rétrécissant en avant, de sorte que le corps spongieux reprend bientôt un volume moins considérable et plus régulièrement calibré ; c'est un cylindre placé dans la gouttière inférieure que forment les deux corps caverneux (pl. III, *fig*. 1, 13, 13) par leur adossement. On nomme cette partie le *corps cylindroïde* de la portion spongieuse. Mais à l'extrémité antérieure on trouve une nouvelle dilatation subite et très-considérable, c'est le *gland* (pl. III, *fig*. 1, 14, 14), qui présente la forme d'un cône à base postérieure coiffant la terminaison des corps caverneux. Au sommet du gland le canal de l'urèthre s'ouvre par une fente verticalement dirigée et nommée *méat urinaire* (pl. I, *fig*. 2, *m*). La base du gland forme par sa base une partie saillante au-dessus du niveau des corps caverneux et que l'on nomme *couronne du gland* (pl. I, *fig*. 2, en *c*); cette base, ou, autrement dit, cette couronne est oblique : à la région dorsale elle est distante du méat urinaire de 2 ou 3 centimètres, tandis qu'à la région inférieure elle arrive presque au niveau de l'extrémité correspondante du méat, le corps du gland offrant très-peu de développement dans ce sens (pl. I, *fig*. 2).

Les *corps caverneux* (pl. III, *fig*. 1 1, 1, 13, 13) sont deux cylindres de tissu érectile analogues à celui du corps spongieux de l'urèthre (pl. III, *fig*. 3 et 4, 2, 2). Ils sont terminés en pointe à chacune de leurs deux extrémités. Ils commencent isolément en arrière par une partie légèremeut renflée qui s'insère de chaque côté à.l'une des branches descendantes du pubis : ce sont là les deux racines des corps caverneux, entre lesquelles est placé le bulbe de l'urèthre (voyez plus haut, p. 30). De là les corps caverneux se dirigent en haut et en avant, et, arrivés au niveau de la symphise du pubis, ils se juxtaposent à la manière des deux· canons d'un fusil double. Il y a même plus que juxtaposition, il y a tendance à la fusion, puisque dès lors il n'y a plus qu'une cloison commune entre eux et que cette cloison est largement perforée, de manière à laisser de faciles communications entre les alvéoles du tissu érectile des corps caverneux droit et gauche.

De cette juxtaposition il résulte deux gouttières (pl. III, *fig*. 3 et 4) : l'une, *inférieure,* reçoit la partie spongieuse du canal de l'urèthre *(corps cylindroïde* proprement dit (voyez plus haut, p. 31, pl. III, *fig*. 3 et 4, 3, 3); l'autre, *supérieure* ou *dorsale*, reçoit une grosse veine (veine dorsale de la verge, pl. III, *fig*. 3 et 4, 4, 4), qui rapporte le sang veineux des alvéoles érectiles des corps caverneux et du tissu spongieux de l'urèthre. Les corps caverneux se terminent en avant par une extrémité arrondie que coiffe le gland.

L'ensemble des corps caverneux et de la partie spongieuse de l'urèthre forme la *verge* ou *pénis*

(pl. I, *fig*. 1, v; et pl. III, *fig*. 1, 11, 12, 13), organe essentiel de la *copulation*. La *verge* représente
l'ensemble des appareils érectiles destinés à aller,
lors de leur turgescence, porter la semence dans la
profondeur des organes génitaux de la femme.
A l'état de flaccidité (pl. I, *fig*. 1) la verge a des
dimensions très-variables selon les individus : flasque et pendante, elle retombe sur les bourses. Mais
dès qu'elle entre en érection (pl. II), elle s'allonge,
se redresse, devient rigide, et se dirige en haut et
en avant : elle offre alors un volume et une longueur
également très-variables selon les individus, mais
on peut, en moyenne, estimer sa longueur de 10 à
12 centimètres, et son diamètre de 2 1/2 à 3 centimètres.

L'ensemble des parties qui la forment (corps caverneux, corps cylindroïde, corps spongieux et gland)
est contenu dans une enveloppe cutanée que double
une couche de fibres musculaires à contraction invo-
lontaire, absolument comme nous l'avons déjà vu
pour la peau des bourses *(fig*. 14). Cette enveloppe
cutanée, remarquable par sa finesse, sa souplesse,
la facilité de son glissement sur les parties sous-
jacentes, et par l'absence complète de poils, commence à la racine de la verge où elle se continue
avec la peau des bourses, et celle du *pénil* ou mont
de Vénus. Les poils longs et abondants qui recou--

vrent le mont de Vénus et qui forment un coussine précieux au devant de la symphise du pubis, disparaissent brusquement au niveau de la racine de la verge. Arrivée au point où le gland coiffe l'extrémité des corps caverneux (pl. I, *fig*. 1, P), la peau forme au gland une enveloppe plus ou moins considérable que l'on nomme *prépuce :* c'est une sorte de sac présentant une ouverture antérieure, de telle sorte qu'il peut être refoulé vers la base et jusqu'au delà de la couronne du gland, qu'il laisse alors entièrement à nu (pl. I, *fig*. 2).

D'ordinaire l'ouverture antérieure du sac préputial est assez large pour permettre de découvrir facilement le gland. Aussi, dès le début de l'érection, par le développement de la verge en longueur, ou en tout cas dès le début du coït, au moment de l'introduction du pénis, le prépuce est-il refoulé et le gland mis à nu.

Mais parfois, soit par une étroitesse congénitale, soit par suite d'un rétrécissement accidentel, le prépuce ne peut être ramené en arrière du gland *(phimosis);* ou bien, s'il y a été ramené, il en serre vivement la base; l'étrangle, et ne peut plus venir le recouvrir *(paraphimosis).*

Chez les individus prédisposés à ces diverses formes d'accident, le prépuce présente souvent un prolongement qui constitue à l'extrémité du pénis une sorte de tube ou de trompe. Cette difficulté ou même impossibilité de découvrir le gland détermine entre celui-ci et le prépuce une accumulation de matières sébacées, et par suite des irritations plus ou moins vives : le coït en est parfois rendu très-pénible [1].

A la face inférieure du gland, là où le renflement spongieux est très-peu étendu, le prépuce lui-même ne peut être repoussé très-loin en arrière; il se trouve de plus rattaché à l'extrémité inférieure du méat urinaire par un repli de la peau, ou, pour mieux dire, de la muqueuse, par le *frein du prépuce* (pl. I, *fig.* 2, F).

La face externe du prépuce présente tous les caractères de la peau; mais sa face interne, celle qui est en contact immédiat avec le gland, présente des caractères tout différents : elle est rosée, humide, très-délicate, en un mot elle a l'aspect d'une *mu-*

---

[1] Telle est sans doute l'origine de la *circoncision* : cette pratique, sous son caractère religieux, n'est autre chose qu'une mesure hygiénique : elle paraît nécessaire chez certains peuples orientaux, dont le prépuce est très-développé.

La fréquence de cette opération en Égypte, les inconvénients et parfois même les accidents sérieux qu'elle entraîne par suite de sa mauvaise exécution, la plupart du temps confiée aux barbiers, ont inspiré à M. Aïssa-Hamdy, jeune docteur d'origine égyptienne, l'idée d'étudier cette intéressante question. On lira avec intérêt le travail qu'il a publié à ce sujet (*De la circoncision; description d'un nouveau procédé opératoire.* Paris, 1873). Après quelques considérations sur l'anatomie et la physiologie du prépuce, M. Hamdy, qui a été à même, dès le début de ses études médicales en Égypte, de pratiquer un grand nombre de fois la circoncision, cherche à améliorer le procédé opératoire et indique à cet effet plusieurs modifications qu'il a apportées aux instruments mis en usage et aux manœuvres opératoires habituellement employées.

queuse : on peut la comparer à la peau rosée des lèvres, qui est une transition entre le tégument extérieur et le revêtement muqueux de la bouche. Le gland est revêtu d'une muqueuse semblable. C'est à cet ensemble qu'on a donné le nom de muqueuse *balano-préputiale.* Elle présente plusieurs détails intéressants à étudier au point de vue de ses sécrétions *(glandes)* et de sa sensibilité *(papilles et nerfs).*

Sur la lame interne du prépuce et sur la peau du gland, mais surtout au niveau de la ligne de jonction de ces surfaces (pl. I, *fig.* 2 en c), c'est-à-dire dans la rainure que forme la couronne du gland par sa saillie, on trouve un grand nombre de petites glandes, très-analogues aux glandes sébacées de la peau. On les nomme *glandes de Tyson :* elles sécrètent un produit semblable à la matière sébacée, c'est-à-dire gras et huileux, qui, mêlé aux débris de la desquamation de la muqueuse balano-préputiale, prend un aspect caséeux et une odeur désagréable. C'est alors ce qu'on appelle le *smegma préputial.* Son accumulation entre le gland et le prépuce peut donner lieu à d'assez vives irritations, surtout dans les cas de phimosis (voyez p. 34).

Enfin la surface du gland est très-riche en *papilles* analogues à celles que l'on trouve à l'extrémité de la pulpe des doigts : l'analogie est d'autant plus complète que ces papilles sont riches en ramifications nerveuses et en corpuscules terminaux des nerfs. Tels sont les organes de la sensibilité toute particulière que présente le gland, sensibilité qui entre surtout en jeu sous l'influence du frottement.

Les nerfs très-nombreux qui partent du gland *(nerfs dorsaux de la verge)* portent vers les centres nerveux les sensations spéciales qui naissent dans ces papilles, et ces sensations sont le point de départ de la plupart des actes qui constituent et qui achèvent le coït.

Le gland est donc l'organe essentiel de la copulation et des sensations qui l'accompagnent, le siége de ce qu'on a voulu appeler le *sens génital.*

CHAPITRE II

ORGANES GÉNITAUX DE LA FEMME. — GLANDES GÉNITALES; LEURS PRODUITS, LEURS CANAUX EXCRÉTEURS

L'appareil génital de la femme n'est pas moins compliqué que celui de l'homme. Chez elle, en effet, nous trouvons non-seulement une glande *(ovaire)* destinée à sécréter un produit *(ovule)*, qui est l'analogue du spermatozoïde; non-seulement un appareil copulateur destiné à faciliter la rencontre de cet ovule et de ce spermatozoïde *(vagin* et *appareil génital externe, vulve);* mais nous trouvons encore un appareil approprié à la conservation et au développement du nouvel être qui résulte de la fusion des deux éléments mâle et femelle *(matrice).*

Cependant, comme quelques-uns de ces organes servent à la fois, et en des temps différents, à chacune de ces fonctions, nous ne pouvons suivre dans leur étude une division basée sur ces usages successifs ; nous suivrons plutôt un ordre anatomique, parallèle à celui qui nous a guidés dans l'étude de l'appareil génital de l'homme.

Jetons d'abord un regard d'ensemble sur les nombreux organes qui forment cet appareil.

On trouve au milieu du bassin de la femme, entre la vessie et le rectum, un organe qui est comme le centre vers lequel viennent converger toutes les autres parties, c'est la *matrice* ou *utérus* (pl. V, i, h; et pl. VI, *fig.* 1, 5).

De là partent deux espèces de bras creux, les *trompes utérines* (pl. VI, *fig.* 1, 2), qui se dirigent, une de chaque côté, en dehors et un peu en haut, pour aboutir à l'*ovaire* (pl. VI, *fig.* 3), dont elles sont chargées de recueillir le produit.

D'autre part, la matrice se continue en bas et en avant par un canal médian unique, le *vagin* (pl. V,

K; et pl. VI, *fig*. 1, 8, 9)', destiné à recevoir le membre viril et la semence du mâle. Le vagin s'ouvre à l'extérieur, au-dessous de la symphise pubienne, par un orifice qu'entourent toute une série d'organes dépendants de la peau (pl. IV, *fig*. 1, 2, 3), et qui ont pour fonctions diverses de le protéger *(grandes* et *petites lèvres)*, de le lubréfier *(glandes)*, ou bien de devenir le siége des sensations voluptueuses qui provoquent et accompagnent la copulation *(clitoris)*. Cet ensemble forme l'*appareil génital externe*, la *vulve*.

Il serait à la rigueur rationnel de commencer par cette portion notre étude anatomique, mais nous préférons, par les raisons énoncées plus haut, débuter par l'*ovaire*, et suivre toutes les voies que parcourt l'ovule, fécondé ou non fécondé, pour arriver à l'extérieur, c'est-à-dire faire suivre la description de l'*ovaire* de celles des *trompes de Fallope*, de la *matrice*, du *vagin*, et enfin de la *vulve*.

§ 1. — Ovaires et trompes de Falloppe

A. — Ovaires

La matrice est maintenue dans sa position médiane au centre du bassin par deux replis du péritoine qui se dirigent, un de chaque côté, directement en dehors, vers les parois latérales du bassin où ils s'attachent. Ce sont les *ligaments larges* (pl. VI, *fig.* 1) : sur le bord postérieur de ces ligaments, dans ce qu'on appelle leur *aileron postérieur*, se trouve l'*ovaire* qui se présente sous la forme d'un corps ovoïde, assez analogue au corps même du testicule, long en moyenne de 3 à 4 centimètres sur 2 d'épaisseur, et du poids de 6 à 8 grammes (pl. VI, *fig.* 3 et 5). L'extrémité interne de l'ovaire est rattachée à l'angle supérieur de la matrice par un petit ligament *(ligament utéro-ovarien)*.

La presque totalité de la surface de l'ovaire est libre, lisse et brillante, n'étant recouverte que par l'épithélium du péritoine. Son bord inférieur est seul adhérent et reçoit les vaisseaux et les nerfs qui lui arrivent de l'épaisseur des ligaments larges.

Le corps de l'ovaire se compose d'une *partie centrale*, très-vasculaire et même érectile, et d'une *partie périphérique* glandulaire. Nous verrons plus tard que lorsque le sang est amené à s'accumuler dans la partie centrale, comme cela a lieu aux *époques cataméniales*, il la gonfle, de sorte qu'il augmente de beaucoup le volume de l'ovaire ; nous verrons de plus que ce phénomène de turgescence ne contribue pas peu à hâter et à achever ce que nous étudierons sous le nom d'*ovulation*. Quant à la partie périphérique, elle est le lieu de production des *ovules*, comme les canaux séminifères du testicule sont le lieu de production des spermatozoïdes. Si en effet on examine au microscope une mince coupe de cette partie, on voit qu'elle est formée d'une masse innombrable de vésicules à dimensions microscopiques, et que l'on nomme *vésicules de Graaf* ou *ovisacs*.

Chacune de ces *vésicules* est le lieu de formation d'un ovule, et comme l'on a pu apprécier qu'il y avait jusqu'à 600,000 vésicules de Graaf dans chaque ovaire, on voit quel nombre incroyable d'ovules pourrait fournir une femme, si toutes les vésicules venaient à maturité. Mais les détails dans lesquels nous allons entrer, et pour lesquels nous empiéterons ici un peu sur l'étude physiologique que nous compléterons plus tard, ces détails vont nous montrer qu'il n'y a qu'un nombre restreint de vésicules qui accomplissent leur évolution complète.

A chaque *période cataméniale* (voyez plus loin, II⁰ partie), on voit une vésicule de Graaf augmenter rapidement de volume : d'invisible qu'elle était à l'œil nu, elle acquiert bientôt les dimensions d'une cerise. Il est facile alors d'étudier sa structure : on peut constater qu'elle se compose d'une enveloppe tapissée à sa face interne par un épithélium, et remplie d'un liquide transparent. Cet épithélium (dont l'ensemble forme ce qu'on appelle la *membrane granuleuse*) présente en un certain point un épaisissement notable et constitue ainsi un petit monticule que l'on nomme le *disque proligère*. Au milieu de ce disque on aperçoit une *grosse cellule* qui n'est autre chose que l'*ovule*.

Ainsi l'ovule paraît résulter du développement d'une des cellules de l'épithélium de la vésicule de Graaf, absolument comme nous avons vu le spermatozoïde résulter du développement d'une des cellules de l'épithélium des tubes séminifères. Nous reviendrons plus tard sur l'anatomie de l'ovule lui-même à propos de sa fécondation et de son développement.

A mesure que la vésicule de Graaf, dont nous venons de parler, a grossi, elle a fait sur la surface de l'ovaire une saillie plus considérabte (pl. VI, *fig.* 5 ; 3). Ses parois se sont amincies, et tendent, par les progrès du développement, à se rompre. Cette ruplure se produit pendant la période cataméniale (pl. VI, *fig.* 5, 4, 5). Nous reviendrons plus tard avec détails sur l'étude de ce phénomène et de son mécanisme. Il nous suffit de signaler pour le moment cette déhiscence qui projete au dehors de la vésicule de Graaf l'*ovule*, avec le *disque proligère* qui l'entoure et le liquide qui remplissait la vésicule. Tel est le phénomène de l'*ovulation*. Il se produit à peu près tous les mois. Il y a donc à chaque période mensuelle un ovule qui arrive à *maturité*.

En tenant compte du nombre d'années pendant lesquelles la femme est réglée, on arrive à ce résultat qu'une femme donne pendant sa période de fécondité (de 15 à 45 ans), de 350 à 400 ovules complétement développés, provenant d'autant de vésicules de Graaf qui ont subi toute leur évolution. On voit, comme nous l'avions fait prévoir, qu'il y a loin de ce nombre à celui de 600,000 vésicules imparfaites que possède chaque ovaire.

B. — *Trompes de Falloppe*

L'ovule, qui s'échappe de l'ovaire lors de l'ovulation, ne tombe pas dans la cavité abdominale *(cavité péritoniale)*, comme on pourrait le supposer en se bornant aux notions précédemment indiquées. Il est un organe destiné à le recevoir et à le faire parvenir jusqu'à la matrice : c'est la *trompe de Fallope.*

Les *trompes de Fallope* (ou *oviductes)* sont deux conduits membraneux qui partent de chacun des angles supérieurs et latéraux de la matrice pour s'étendre de chaque côté, comme une sorte de bras flottants, maintenus seulement par un repli *(aileron moyen)* des ligaments larges (pl. VI, *fig.* 1, 2, 1). Chaque trompe a une longueur de 1 décimètre environ : elle commence à l'angle de l'utérus par une partie étroite et mince, et va en se dilatant jusqu'à son extrémité externe, qui s'élargit en entonnoir *(pavillon de la trompe*, pl. VI, *fig.* 1, 1).

Ce *pavillon*, libre et flottant, représente l'entrée du canal que forme la trompe, canal large en dehors, de plus en plus étroit à mesure qu'on se rapproche de la matrice, ainsi que du reste devaient le faire prévoir les dimensions extérieures de cet organe. Les bords du pavillon sont découpés en dix ou douze franges déchiquetées, de longueur inégale et d'un aspect élégant. Une de ces franges, *frange ovarique* ou *ligament tubo-ovarique*, rattache le pavillon à l'extrémité externe de l'ovaire (pl. VI, *fig*. 5, 2). Ajoutons enfin que le canal de la trompe va, par son autre extrémité, s'ouvrir dans la cavité de l'utérus (pl. VI, *fig*. 7, 1, 1).

La trompe a pour usage de transporter l'ovule depuis la surface de l'ovaire jusque dans la cavité de la matrice. A cet effet, et par un mécanisme que nous étudierons plus tard, on voit le pavillon de la trompe venir s'appliquer sur l'ovaire et le *coiffer* entièrement (pl. VI, *fig*. 3) à l'époque de l'*ovulation*, lors de la déhiscence d'un vésicule de Graaf. L'ovule mis en liberté tombe donc dans le large entonnoir disposé pour le recevoir et s'engage dans le *canal tubaire*.

La structure de la trompe présente du reste toutes les conditions nécessaires au transport de l'ovule : les parois du canal tubaire sont formées de *fibres musculaires lisses* (comme celles de l'intestin), en couches circulaires et en couches longitudinales, dont les *mouvements péristaltiques* contribuent sans doute à faire progresser l'ovule jusque vers la matrice. Mais une condition bien plus efficace pour ce transport, c'est la présence d'une *muqueuse* tapissant ce canal, et recouverte d'un *épithélium* muni de *cils vibratiles* : les mouvements de ces cils se font dans un sens tel que tout corps déposé à la surface de la muqueuse est peu à peu chassé de dehors en dedans, c'est-à-dire du pavillon vers l'extrémité utérine de la trompe et finalement dans l'utérus lui-même.

§ 2. — Matrice

L'*utérus* ou *matrice* (pl. V, I, H; et pl. VI, *fig.* 1, 2, 6) est un organe creux qui communique en haut avec les deux trompes et en bas avec le vagin. Placé entre la vessie et le rectum (voyez pl. VI) il présente à peu près la forme d'une poire aplatie d'avant en arrière. Sa longueur (dimension verticale) est de 7 centimètres; sa largeur (dimension transversale) est de 3 centimètres, et son épaisseur (dimension antéro-postérieure) de 1 à 2 centimètres. Il est composé de deux parties, l'une supérieure, triangulaire, que l'on nomme le *corps* (pl. VI, *fig.* 6, 13); l'autre inférieure, fusiforme, que l'on nomme le *col* (pl. VI, *fig*. 6, 4, 5). Le col de l'utérus est embrassé par l'extrémité supérieure du vagin qui s'insère autour de lui.

La cavité de l'utérus est triangulaire dans le corps (pl. VI, *fig*. 6 ; 2) : aux deux angles supérieurs viennent s'ouvrir les trompes de Fallope par un orifice très-petit (pl. VI, *fig*. 6, 1, 1) : à l'angle inférieur se trouve l'orifice de communication avec la cavité du col, cavité fusiforme (pl. VI, *fig*. 6, 5), qui vient elle-même s'ouvrir dans le vagin par une fente transversale (pl. VI, *fig*. 6). Cette partie du col, saillante dans le vagin, et présentant la fente que nous venons d'indiquer, porte le nom de *museau de tanche :* elle devra être l'objet d'une description spéciale (pl. VI, *fig*. 1, 7).

L'*utérus* est formé de substance musculaire contractile ; mais les caractères anatomiques et les propriétés physiologiques des muscles qui le composent (muscles lisses) ne se présentent avec une grande évidence que lorsque l'utérus subit le développement qui caractérise la *grossesse*. C'est seulement à la fin de la grossesse que ces parois entrent en contraction pour expulser le produit de la conception.

Cet organe présente de plus à étudier une *muqueuse* qui tapisse sa cavité : formée par un *épithélium cylindrique vibratile*, comme celui des trompes de Fallope, cette muqueuse est riche en glandes, les unes situées dans la cavité du corps, et présentant la forme de simples dépressions en doigt de gant, les autres situées dans la cavité du col et composées d'un plus ou moins grand nombre de culs-de-sac associés autour d'un canal commun. Du reste, la muqueuse du corps et celle du col présentent entre elles une différence encore plus facile à saisir : mince et lisse, la muqueuse du corps se révèle à peine quand on l'examine simplement à l'œil nu ; celle du col au contraire est plus épaisse, et présente des *plis* qui convergent vers les lignes médiane antérieure et postérieure de cette cavité pour former deux saillies longitudinales que l'on nomme *arbres de vie* du col de l'utérus (pl. VI, *fig.* 6, 5) [1].

Signalons la richesse de l'utérus en vaisseaux, artères et veines (voyez pl. VI, *fig.* 1, en 6). Ces appareils vasculaires, prenant un développement considérable pendant la grossesse, joueront un rôle important pour la nutrition du fœtus [2].

Pour être complet, nous devons donner encore quelques détails sur deux parties de l'utérus : sur son *ligament rond* et sur le *museau de tanche*.

---

[1] Voyez Cn. Robin, *Mémoire sur les modifications de la muqueuse interne pendant et après la grossesse*. Paris, 1860 ; in-4, avec 5 planches, et *Mémoires de l'Académie de médecine*, 1861 ; t. XXV, p. 81.

[2] Voyez Ch. Robin, *Mémoire sur la rétraction, la cicatrisation et l'inflammation des vaisseaux ombilicaux*. Paris, 1860 ; in-4, avec 5 planche, et *Mémoires de l'Académie de médecine*, 1860 ; t. XXIV, p. 387.

Nous avons, dès le début, parlé des ligaments larges, et nous avons successivement étudié l'ovaire, situé dans l'*aileron postérieur*, puis la trompe, située dans l'*aileron moyens* de ces ligaments. Dans l'*aileron antérieur* (pl. VI, *fig.* 1, 4) se trouve un cordon qui part de l'angle supérieur de l'utérus, chemine quelque temps à côté de la trompe, puis s'en écarte pour se diriger en avant (pl. V, Q) et atteindre la paroi abdominale antérieure, en un point qui correspond précisément à la position du canal inguinal de l'homme. En ce point se trouve en effet une dépression, qui rappelle parfaitement le canal inguinal, et dans laquelle s'engage le ligament que nous décrivons, pour sortir de l'abdomen et aller se perdre dans le tissu graisseux des grandes lèvres.

Ce cordon cylindrique représente le *ligament rond* : il sert à l'utérus de moyen de fixité, mais il lui sert aussi d'appareil vasculaire, car, outre les fibres musculaires et conjonctives qui le composent, il renferme de nombreux vaisseaux et surtout des veines, qui, lorsque l'utérus est gravide et que la circulation veineuse abdominale est devenue difficile, servent à emporter vers les veines cutanées abdominales le sang qui gorge les organes génitaux internes.

On nomme *museau de tanche* (pl. V et pl. VI *fig.* 1, 7, *fig.* 2, 4, 5, *fig.* 6, 6) la partie inférieure du col de l'utérus saillante dans le *vagin*. Cet organe peut être aperçu de l'extérieur, lorsque l'on écarte les parois vaginales au moyen du *spéculum;* il peut être touché lorsque le doigt est profondément introduit dans le vagin. Dans ces diverses circonstances il se présente comme un gros mamelon, dont la base est circonscrite par l'insertion du vagin ; cette insertion se fait en arrière un peu plus haut qu'en avant (pl. V, et pl. VI, *fig.* 2), de sorte que le doigt, par exemple, peut plonger dans un *cul-de-sac vaginal postérieur* plus profond que le cul-de-sac antérieur, lequel n'est presque pas sensible. Au centre de ce mamelon se trouve l'ouverture de la cavité du col de l'utérus, sous la forme d'une fente transversale, qui divise le museau de tanche en deux parties, une *lèvre antérieure* et une *lèvre postérieure*. La lèvre antérieure (pl. V, *fig.* 2, 5) est plus saillante que la postérieure (pl. V, *fig.* 2, 6).

Tel est l'aspect normal du museau de tanche; mais mille circonstances viennent en modifier la conformation.

Dans les maladies utérines, les changements qu'il subit sont assez importants pour que le médecin cherche de précieux moyens de diagnostic dans son exploration, soit par le toucher, soit par l'examen à l'aide du spéculum.

Dans la grossesse, ses modifications régulières et successives présentent l'un des plus précieux points de repère pour constater la grossesse, en préciser l'époque, et prévoir un accouchement prochain.

Enfin, après l'accouchement, son ouverture présente des déformations et un élargissement qui peuvent contribuer à indiquer si une femme a déjà été mère ou bien si elle est vierge de tout enfantement.

§ 3. — Vagin.

Le *vagin* (pl. V, K, pl. VI, *fig*. 1, 8, 9) est un canal musculo-membraneux étendu de l'utérus aux organes génitaux externes. Sa longueur est de 7 à 8 centimètres. Son calibre est très-variable : à l'état de repos ses parois sont accolées et sa coupe représente une fente transversale, de sorte qu'on peut lui distinguer une face antérieure et une face postérieure : mais, lorsqu'il reçoit le membre viril, il se moule sur celui-ci et présente alors une cavité cylindrique, du reste très-dilatable, surtout dans sa partie moyenne.

Le vagin est en rapport (pl. V) en arrière avec le rectum (G), dont il est séparé par la cloison *recto-vaginale*. Sa paroi antérieure est en rapport avec la vessie (pl. V, F) et avec le canal excréteur de ce réservoir, l'urèthre (L), qui semble creusé dans l'épaisseur de cette paroi. Son extrémité supérieure embrasse le col de l'utérus (voyez plus haut : *museau de tanche*). Nous décrirons son extrémité inférieure, avec l'*hymen* qui l'entoure, à propos des organes génitaux externes.

Les parois du vagin sont formées d'une couche externe musculo-fibreuse, très-vasculaire et même érectile, et d'une muqueuse, couverte d'un épithélium pavimenteux. Cette muqueuse ne possède que peu ou pas de glandes, mais elle est très-riche en papilles nerveuses, qui en font un organe de sensibilité analogue au gland de l'homme.

De plus, et comme pour multiplier les causes de frottement, cette muqueuse est inégale et couverte de plis transversaux rugueux (pl. VI, *fig*. 1, 9) qui aboutissent sur les parois antérieure et postérieure à deux saillies médianes, nommées *colonnes du vagin*. (Cette disposition rappelle l'*arbre de vie* que nous avons décrit dans la cavité du col de l'utérus.) La colonne antérieure se termine, au niveau de l'orifice inférieur du vagin, par un tubercule saillant à l'extérieur (pl. IV, *fig*. 1, H) et placé immédiatement en arrière et au-dessous de ce que nous étudierons sous le nom d'*orifice uréthral*.

Le vagin est l'*organe essentiel de la copulation* chez la femme : destiné à recevoir le membre viril, lequel y verse le sperme éjaculé, il devient, après la conception et lors de l'expulsion du produit de la grossesse, la principale voie qui porte au dehors le nouvel être.

§ **4**. — **Organes génitaux externes. — Vulve.**

Les *organes génitaux externes de la femme* (pl. IV, *fig*. 1, 2 et 3) se présentent, lorsque les cuisses sont rapprochées, sous la forme d'une saillie *cunéiforme (cunnus)* à base supérieure et à sommet inférieur allant se perdre vers la région du périnée. Toute cette partie est couverte de poils plus ou moins longs et frisés, qui voilent presque entièrement les parties délicates que nous allons décrire.

Si les cuisses sont fortement écartées (pl. IV, *fig*. 1), on constate que la base de cette saillie cunéiforme, correspondant à la symphise du pubis, est formée par la peau que double un coussinet graisseux ; c'est le *mont de Vénus* (pl. IV, *fig*. 1, m). Mais au-dessous du mont de Vénus on voit se dessiner une fente longitudinale *(vulve)* limitée par les *grandes lèvres* (pl. IV, *fig*. 1, g).

En écartant davantage celles-ci, on aperçoit, placées parallèlement à elles, deux replis muqueux d'aspect rosé, les *petites lèvres* (pl. IV ; *fig*. 1 ; pl). Ces petites lèvres se réunissent en haut et en avant pour entourer un organe plus ou moins saillant et érectile, le *clitoris* (c l), et s'écartent en arrière en circonscrivant une cavité relativement profonde, nommée *vestibule du vagin*, au fond de laquelle sont placés deux orifices : le *méat urinaire* en haut et en avant (pl. IV, *fig.* 1, m u), l'ouverture du vagin en bas et en arrière (h). Nous devons nous arrêter sur la description de chacune de ces parties.

Les *grandes lèvres* (pl. IV, *fig.* 1, 2, 3, g, g l) sont formées par un repli de la peau qui, par son aspect et ses particularités de structure, rappelle tout à fait la peau des *bourses* (voyez *Organes de l'homme*, p. 14). Leur face externe, bombée, couverte de poils, est séparée par un sillon de la face interne des cuisses; leur face interne, rosée, humide, lisse, s'accole à celle du côté opposé pour former la fente vulvaire. Leur extrémité antérieure se perd dans le mont de Vénus; leur extrémité postérieure, en se réunissant à celle du côté opposé, forme une saillie ou commissure transversale nommée *fourchette* (pl. IV, *fig.* 1, f), qui sépare la région vulvaire de la région anale. Cette fourchette est assez délicate : elle se déchire facilement lorsque la femme subit quelque violence; elle se rompt surtout pendant l'accouchement, lorsque les parties ne peuvent résister à l'énorme distension à laquelle elles sont soumises.

Les *petites lèvres* (pl. IV, *fig.* 1, p l) forment

deux replis muqueux, d'un développement très-variable ; elles ont en général de 8 millimètres à 1 centimètre de hauteur ; mais chez les femmes de certaines races (Hottentotes) elles atteignent une longueur assez considérable pour dépasser les grandes lèvres et même pendre au dehors sous la forme de *tablier*. Sans atteindre un développement aussi considérable, il n'est pas rare qu'elles soient très-proéminentes chez des femmes de race européenne, et Brantome lui-même a plaisamment rapporté un cas d'hypertrophie de ce genre. Elles naissent à la face interne des grandes lèvres, et forment en dedans les parois du vestibule du vagin.

Ces petites lèvres sont couvertes d'une muqueuse à épithélium pavimenteux, très-riche en papilles nerveuses, d'où leur exquise sensibilité, et en glandes sébacées, identiques aux *glandes de Tyson* (du prépuce et du gland, voyez p. 36). Ces glandes, répandues du reste dans toute la région du clitoris et du vestibule du vagin, donnent naissance à un produit caséeux, identique au *smegma préputial* (p. 33), et dont l'accumulation au niveau de la vulve n'est pas moins irritante ni moins désagréable que celle du smegma dans la région balano-préputiale.

L'extrémité postérieure des petites lèvres se perd au niveau de la fourchette, où quelquefois elles forment une légère commissure concentrique à celle des grandes lèvres ; quant à leur extrémité antérieure, elle se divise en deux feuillets, qui, passant l'un au-dessus, l'autre au-dessous du clitoris (pl. IV, *fig*. 1, 2, 3, c L) et se réunissant aux deux feuillets semblables venus du côté opposé, forment à cet organe une petite loge, un véritable *prépuce (prépuce du clitoris)*. La partie inférieure de ce prépuce est plus courte que la supérieure, et, comme elle adhère à la partie correspondante du clitoris, elle a mérité le nom de *frein du clitoris*.

Le *clitoris* (pl. IV, *fig*. 1, 2, 3, 4, c l) représente un appareil érectile qui rappelle tout à fait le membre viril. L'anatomie démontre en effet que ce petit tubercule, à peine saillant à l'état de repos et lorsqu'il est environné des parties molles précédentes, se présente sur une préparation injectée et disséquée (pl. IV, *fig*. 4), comme formé de *deux corps caverneux* qui naissent par deux racines des branches du pubis, puis viennent s'accoler comme les corps caverneux de l'homme et se terminent par une sorte de gland imperforé, recouvert d'une muqueuse très-riche en papilles nerveuses et en corpuscules terminaux des nerfs. Aussi le clitoris est-il, chez la femme, le point le plus sensible aux contacts voluptueux ; l'érection, dans laquelle il entre pendant le coït, porte cette sensibilité au plus haut degré et en fait le principal organe des sensations voluptueuses génitales.

Le *vestibule* est la cavité infundibuliforme limitée par les petites lèvres : on y trouve, en allant d'avant en arrière et de haut en bas, le méat urinaire et l'ouverture du vagin (pl. IV, *fig.* 1, 2, 3).

Le *méat urinaire* (pl. IV, *fig.* 1) est un petit orifice linéaire ou étoilé, situé au milieu de la distance qui sépare le clitoris du bord supérieur de l'orifice du vagin. Ce méat représente l'extrémité inférieure du *canal de l'urèthre* de la femme (pl. V, ·L), canal très-court (3 centimètres), commençant au col de la vessie et suivant un trajet assez direct le long de la paroi antérieure du vagin. Nous voyons donc que, chez la femme, les voies génitales et urinaires sont indépendantes jusqu'à leur orifice extérieur, jusqu'au vestibule.

« Au-dessous du clitoris, dit Dionis [1], on voit un trou rond, qui est l'entrée du *conduit de l'urine ;* ce canal est plus large et plus court que celui des hommes ; c'est pourquoi les femmes ont plus vite vuidé leur urine : elles en reçoivent encore, un avantage, qui est que leur urine, sortant promptement, entraîne avec soi les petites pierres, le sable et le gravier qui reste souvent au fond de la vessie des hommes, ce qui empêche qu'elles ne soient aussi sujettes qu'eux à la pierre. »

[1] Dionis, *L'Anatomie de l'homme suivant les dernières découvertes.* Paris, 1705.

L'orifice inférieur du vagin est étroit, relativement au calibre du reste de ce canal. Il est surtout étroit chez la femme vierge, chez laquelle il est en grande partie voilé par un repli de la muqueuse nommé *hymen* (pl. IV, *fig*. 1, 2, 3, H, H, H).

La *membrane hymen* présente des formes variables, qui donnent les aspects les plus divers à l'orifice d'entrée des voies génitales. Dans l'*hymen semilunaire* la membrane a la forme d'un croissant à concavité supérieure ; on le nomme aussi *hymen en fer à cheval* (pl. IV, *fig*. 2). Dans l'*hymen annulaire* (pl. IV, *fig*. 1) l'ouverture est ovalaire et centrale, tandis que dans le cas précédent elle était excentrique et rapprochée du méat urinaire. Enfin l'hymen peut être *bilabié*, c'est-à-dire formant une membrane complète, percée seulement d'une fente verticale (pl. IV, *fig*. 3).

Il arrive même parfois que la membrane ne présente aucune ouverture, et l'on ne s'aperçoit d'ordinaire de cette particularité qu'à l'âge de puberté, lorsque s'établit l'écoulement menstruel, qui ne peut alors trouver passage. Une petite opération chirurgicale est alors nécessaire pour ouvrir au sang une issue à travers la membrane.

Mais, le plus souvent, l'ouverture de l'hymen est, pendant l'enfance, du calibre d'une plume d'oie ; à la puberté elle peut admettre l'extrémité du petit doigt. Au premier coït, ou lors de toute introduction d'un corps relativement volumineux, l'hymen est déchiré ; ses lambeaux se rétractent et se présentent sous la forme de petites saillies arrondies que l'on nomme *caroncules myrtiformes* [1].

Quelques dispositions anatomiques contribuent à maintenir, après la déchirure de l'hymen, l'orifice vaginal plus étroit que le reste de ce conduit. En effet, l'anatomie nous montre, sur des pièces convenablement préparées, que de chaque côté de l'orifice vaginal, entre lui et les branches descendantes du pubis, il existe un corps érectile, de forme ovoïde,

---

[1] La présence constante de l'hymen a été l'objet de nombreuses discussions : quelques-uns sont allés jusqu'à en nier absolument l'existence. Buffon (*) regarde comme une « *chimère* » l'existence de cette membrane ; il reconnaît pourtant une certaine étroitesse du vagin due à un rétrécissement amené par le développement général de tout l'organisme.

Aujourd'hui, tous les médecins reconnaissent l'existence normale de la membrane hymen, mais on a cependant observé quelques cas où il était bien avéré que cette membrane n'existait pas et qu'elle n'avait pas été détruite.

D'autre part, cette membrane peut parfois être assez élastique pour se laisser distendre et refouler sans déchirure ; aussi peut-elle conserver son intégrité, malgré l'habitude du coït. C'est ainsi qu'on a trouvé l'hymen intact chez des filles publiques.

Nous conclurons donc que, tout en accordant à la présence ou à l'absence de l'hymen une grande importance comme signes de la *virginité* ou de la *défloration*, il existe des cas exceptionnels où ces signes n'ont aucune valeur (**).

(*) Buffon, *Histoire générale et particulière*, t. II, p. 496.
(**) Voyez Guérard, Sur la valeur et l'existence de la membrane hymen comme signe de virginité (*Annales d'Hygiène*, 1872. 2ᵉ série, t. XXXVIII). — Garimond, De l'hymen et de son importance en médecine légale (*Annales d'Hygiène*, p. 380. 1874, 2ᵉ série, t. XLII).

nommé le *bulbe du vagin*. Cet organe est assez analogue au bulbe de l'urèthre de l'homme (voyez p. 30), que l'on aurait fendu sur la ligne médiane et divisé en deux moitiés symétriques. Son extrémité postérieure et inférieure est arrondie (pl. IV, *fig*. 4, B), épaisse, et ne dépasse pas le niveau du bord postérieur de l'orifice du vagin. Son extrémité antérieure, au contraire, s'amincit en pointe et se prolonge en haut jusqu'au clitoris, au niveau duquel elle se joint à la partie correspondante du côté opposé.

Ce bulbe du vagin est formé de tissu spongieux érectile, comme le bulbe de l'homme, et il est facile de comprendre que lorsque le sang vient le gonfler, ne pouvant se développer du côté des os pubis, il comprime l'orifice du vagin et en rétrécit l'entrée. Si, à cette action, s'ajoute celle du muscle *constricteur du vagin (bulbo-caverneux des auteurs)*, lequel embrasse de chaque côté le bulbe du vagin et forme autour de cet orifice un anneau, un sphincter complet, le rétrécissement devient bien plus considérable. Cette érection du bulbe et cette contraction du sphincter, se produisant pendant le coït, serrent étroitement le membre viril et contribuent puissamment à porter au plus haut degré les sensations voluptueuses qui accompagnent cet acte.

Enfin, entre le bord postérieur de l'orifice vaginal

et la fourchette, se trouve un petit espace déprimé que l'on nomme la *fosse naviculaire*.

Lorsque le scalpel de l'anatomiste plonge dans cet espace, il ne tarde pas à découvrir, au-dessous de la muqueuse, deux petites glandes accolées, une de chaque côté, à l'extrémité postérieure du *bulbe du vagin*. Ce sont les *glandes de Bartholin* ou *glandes vulvo-vaginales*. Chacune d'elles représente un petit organe ovoïde, du volume d'une amande, présentant la structure des glandes en grappe, et pourvu d'un canal excréteur qui vient s'ouvrir dans le vestibule, à la partie supérieure de la fosse naviculaire, de chaque côté de l'orifice vaginal et immédiatement à la base de l'hymen, ou des caroncules myrtiformes (pl. IV, *fig*. 1, в). Par leur position, par leur structure et enfin par la nature de leur sécrétion, ces glandes sont un appareil correspondant exactement aux glandes de Cooper que nous avons étudiées chez l'homme (voyez p. 23).

Ces glandes sécrétent en effet un liquide limpide, transparent, semblable à de la salive, qui est destiné à venir lubrifier l'entrée du vagin. Parfois, sous l'influence des contractions du constricteur du vagin, ce liquide est vivement projeté au dehors; c'est là ce qu'on a décrit comme l'*éjaculation* chez la femme. Sous l'empire des désirs amoureux, ce liquide est sécrété avec plus d'abondance et

vient mouiller la vulve d'une manière caractéristique.

Après ce que nous avons dit plus haut de l'hymen,
nous n'avons pas à parler longuement ici des signes
plus ou moins absolus de la virginité. Nous reviendrons du reste sur ce sujet lorsque, étudiant les organes dans leur état de fonction, nous parlerons de
l'influence physique et morale d'un premier coït.
Toutefois, nous citerons, comme curiosité historique et anatomique, un rapport de matrones chargées de constater l'état des organes d'une jeune
fille. Cette pièce curieuse nous a été conservée par
Venette[1] : les détails de la synonimie ne sont pas les
moins curieux dans ce procès-verbal.

« Nous, etc., matrones jurées de la ville de
Paris, par ordonnance de M. le prévôt de Paris,
nous sommes transportées dans la rue de... etc., où
nous avons vu et visité Alice Tisserand, âgée de
trente ans, sur la plainte par elle faite en justice
contre J. M., duquel elle dit avoir été forcée et
violée, et le tout vu et visité au doigt et à l'œil, nous
avons trouvé qu'elle a :

« Les tétons dévoyés, c'est-à-dire la gorge flétrie ;

« Les barres froissées, c'est-à-dire l'os pubis ou
Bertrand ;

---

[1] Venette, *Tableau de l'amour conjugal*. Paris, 1832.

« Le lépion recoquillé, c'est-à-dire le poil ;

« L'entrepet ridé, c'est-à-dire le périné ;

« Le pouvant débiffé, c'est-à-dire la nature de la femme qui peut tout ;

« Les baleinaux pendants, c'est-à-dire les lèvres ;

« Le lépendis pelé, c'est-à-dire les bords des lèvres ;

« Les barbales abattues, c'est-à-dire les nymphes ;

« Les halerons démis, c'est-à-dire les caroncules ;

« L'entechenat retourné et la corde rompue, c'est-à-dire les membranes qui lient les caroncules les unes aux autres ;

« Le barbideau écorché, c'est-à-dire le clitoris ;

« Le guillemard élargi, c'est-à-dire le conduit de la pudeur ;

« La dame du milieu retirée, c'est-à-dire l'hymen ;

« Le tout vu et visité, feuillet par feuillet, nous avons trouvé qu'il y avait trace de violence, et ainsi nous certifions, etc., etc... »

CHAPITRE III

DES HERMAPHRODITES

L'étude des organes sexuels de l'homme et de la femme nous amène naturellement à examiner la la question de l'*hermaphrodisme*, c'est-à-dire de l'existence d'individus possédant à la fois les organes et les attributs des deux sexes.

L'histoire de l'antiquité et même des temps modernes fourmille de merveilleux récits sur l'*androgynie* et la *gynandrie;* mais la science moderne est venue, tout en constatant la réalité de l'hermaphrodisme, faire rentrer cette singulière disposition dans la classe des malformations, et par suite réduire à sa juste valeur la fable d'un être merveilleux, à la fois homme et femme, pouvant remplir dans l'acte de la reproduction le rôle de chacun de ces sexes.

Nos connaissances modernes sur l'hermaphrodisme empruntent leur caractère positif aux conquêtes récentes de l'*embryologie,* c'est-à-dire de la science du développement du fœtus humain et de ses organes. Sans entrer dans les détails de cette science difficile, nous dirons seulement ici qu'à ce point de vue nous devons attacher une grande importance à la division souvent indiquée des organes génitaux en organes internes et organes externes. C'est qu'en effet le développement de ces deux groupes d'organes se fait selon un type et d'après des lois toutes différentes, et que, par suite, les malformations des organes internes peuvent être sans aucun rapport avec les vices de conformation des organes externes.

1° L'appareil génital interne est représenté, chez un embryon de trente à quarante jours, par deux paires d'organes que nous ne ferons que nommer, sans entrer dans des détails anatomiques spéciaux : ce sont les *corps de Wolff* et les *conduits de Muller*. Tant que ces deux paires d'organes sont également développées, il est impossible de dire, en examinant le cadavre d'un fœtus, s'il devait devenir plus tard un enfant mâle ou femelle. Mais peu de temps après le quarantième jour de la vie intra-utérine, on voit que l'une de ces paires d'organes s'atrophie, tandis que l'autre continue à se développer, pour constituer les organes génitaux internes d'un sexe bien déterminé.

Disons, pour mieux fixer les idées, que si le corps de Wolf s'atrophie, tandis que le conduit de Muller se développe, il résultera de ce dernier développement les organes génitaux internes de la femme et par suite un fœtus femelle. Si, au contraire, le conduit de Muller tend à disparaître, pour laisser toute place à l'évolution du corps de Wolf, il en résultera un fœtus mâle, le corps de Wolf donnant naissance à des organes internes masculins bien déterminés.

Mais rien n'empêche de concevoir que corps de Wolf et conduits de Muller se développent à la fois; et, en effet, la nature réalise dans quelques cas cet excès de formation, d'où résulte un être pourvu à la fois des organes internes mâles et femelles, c'est-à-dire joignant, à la présence des testicules, des canaux déférents et des vésicules séminales, celle d'ovaires, de trompes et de matrice.

Disons toutefois que, dans ces cas, aujourd'hui bien constatés, ces doubles organes ne se développent pas sans se porter un mutuel préjudice; les ovaires et les testicules sont petits, comme flétris, et les divers conduits excréteurs présentent des imperfections nombreuses. Cependant on trouve des spermatozoïdes dans les testicules et des ovules dans les ovaires, et rien ne semble tout d'abord s'opposer à ce que ces véritables hermaphrodites ne jouissent à la fois des attributs de l'homme et de la femme, puisqu'ils produisent les deux éléments essentiels à la fécondation.

Mais voyons si les organes génitaux externes permettent ce double fonctionnement.

2° Du côté des *organes externes* nous ne trouvons

plus du tout le même mode de développement : ici il n'y a plus deux appareils qui se développent l'un aux dépens de l'autre et qui, dans des cas exceptionnels, pourraient réaliser chacun leur évolution plus ou moins complète ; il n'y a qu'une seule masse primitive, qui deviendra organe masculin ou organe féminin, mais qui ne peut absolument former que l'un des deux sexes, puisque cette masse est elle-même primitivement unique.

En effet, et nous empruntons ici les remarquables paroles de Dutrochet : « Dans les premiers temps de leur existence, tous les fœtus humains ont leurs organes génitaux externes conformés de la même manière, et le type uniforme de cette conformation apparente est celui de l'organe féminin, de la vulve. Mais bientôt, chez les mâles, cette vulve apparente disparaît par la soudure de ses deux parties latérales, par le développement du pénis (qui représentait d'abord un simple clitoris). Il résulte de là que les deux formes sexuelles extérieures, femelle et mâle, sont les deux phases successives d'un développement qui tend des parties latérales vers la ligne moyenne. Ainsi il est vrai de dire que, relativement à la conformation apparente des organes génitaux externes, tout homme a été femme dans le principe. On conçoit d'après cela comment un arrêt de développement dans les organes externes peut faire d'un mâle effectif une femelle apparente, et, comment, au contraire, un excès de développement, ou, si l'on veut, le développement inopportun de ces mêmes organes externes, peut faire un mâle apparent, *mais cependant toujours imparfait*, d'une femelle effective. »

On le voit, les organes externes ne se prêtent pas aux mêmes jeux de la nature que les internes : ici il est impossible de réunir les organes masculins et les organes féminins propres à la copulation, quelles que soient du reste les aberrations et les excès de développement présentés par les organes internes.

Comme c'est surtout sur les organes externes que portent les anomalies des individus qui font métier de se montrer comme hermaphrodites, nous pouvons dire, à ce point de vue, qu'il n'y a pas de véritables hermaphrodites[1]. Les personnes qui paraissent réunir extérieurement les caractères des deux sexes sont, ou bien des hommes dont la verge peu développée imite un clitoris, dont les bourses non réunies laissent entre elles un cul-de-sac qui peut être pris pour un vagin[2] ; ou bien des femmes, dont l'ouverture

---

[1] Voyez MAURICE LAUGIER, article Hermaphrodisme, *Nouveau Dictionnaire de médecine et de chirurgie pratiques*, t. XVII. Paris, 1873.

[2] Parfois les signes du sexe masculin, viciés par l'absence des testicules dans les bourses, se révèlent tout d'un coup, lorsque ces organes achèvent leur descente (voyez plus loin) temporairement retardée.

Ainsi Ambroise Paré [*] a donné l'observation d'une jeune fille de

[*] A. PARÉ, *Œuvres complètes*, édition Malgaigne, t. III, p. 16. Paris, 1841.

vaginale est étroite et même fermée, et dont le clitoris, démesurément développé, rappelle les propor-
tions et la forme d'un membre viril.

Quant à ceux qui croiraient que ces conformations
vicieuses, imitant faussement les dispositions des
deux sexes, peuvent encore permettre un fonctionnement physiologique qui emprunterait à la fois aux
deux conformations opposées ses goûts et ses plaisirs, et passerait ainsi successivement du rôle actif
au rôle passif, en faisant goûter l'amour sous ses
deux formes naturelles, nous les renvoyons aux
diverses publications médicales où sont rapportés
les cas les plus curieux d'hermaphrodisme, et particulièrement à un travail du professeur Ambroise
Tardieu [1].

Ils y verront que la plupart de ces hermaphrodites ne montrent ni n'éprouvent aucun penchant ni
aucune impression sexuelles. La confusion à laquelle
a donné lieu l'erreur du sexe déclaré à leur naissance jette d'ordinaire le plus grand trouble dans
leurs penchants. Élevés dès l'origine, vêtus, placés,

---

seize ans, devenue homme en sautant un fossé. Montaigne, qui vit cet
homme en passant par Vitry, raconte aussi qu'il entendit une chanson
très en vogue parmi les filles du canton et dans laquelle on les avertis-
sait de ne faire ni sauts, ni grandes enjambées, de peur de devenir garçon, comme Marie Germain : c'était le nom de l'hermaphrodite en question.

[1] A. TARDIEU, *De l'identité dans ses rapports avec les vices de conformation des organes génitaux.* Paris, 1872.

parfois même mariés selon les lois d'un sexe auquel ils n'appartiennent qu'en apparence, ce. n'est pas sans difficulté, qu'après les plus désagréables aventures, ils rentrent dans leur sexe véritable, quand leur état civil vient à être rectifié. Trop nombreux sont les cas où l'indécision des penchants, jointe à l'impuissance d'organes qui, loin de réunir les attributs des deux sexes, ne présentent qu'une triste neutralité, les humiliations qui en résultent, etc., portent ces malheureux à terminer par le suicide une existence qui leur paraît un trop lourd fardeau [1].

[1] Voyez, entre autres, E. Goujon, Étude d'un cas d'hermaphrodisme bisexuel imparfait chez l'homme *(Journal de l'Anatomie et de la Physiologie, de Ch. Robin; 1869, p. 599).*

DEUXIÈME PARTIE

ORGANES DE LA GÉNÉRATION A L'ÉTAT ACTIF.
ÉRECTION, COPULATION, FÉCONDATION

Après avoir étudié l'*anatomie* des organes génitaux de l'homme et de la femme, nous devons chercher à nous rendre compte de la manière dont ces organes *fonctionnent*, les uns pour porter la semence, et les autres pour la recevoir et favoriser sa rencontre avec l'ovule. Nous devons, en un mot, étudier l'acte de la *copulation*.

Mais il nous est nécessaire de nous arrêter d'abord sur l'étude des phénomènes qui rendent cet acte possible et en préparent les produits ; nous passerons donc en revue chez l'homme, d'une part, la *sécrétion du sperme*, et, d'autre part, l'*érection*, qui met le canal de l'urèthre en état de porter ce sperme à sa destination ; chez la femme, l'*ovulation*, qui produit l'ovule et se manifeste extérieurement par la *menstruation*, puis l'*érection* qui prépare et assure jusqu'à un certain point l'efficacité du coït, quoique ici elle ait un rôle bien moins important que chez l'homme.

Nous pourrons alors analyser l'*acte* en lui-même, et étudier particulièrement sa partie principale, c'est-à-dire l'*éjaculation*.

CHAPITRE PREMIER

FONCTIONNEMENT DES ORGANES DE L'HOMME

A. — Sécrétion et achèvement du sperme.

Nous savons déjà par quel mécanisme de végétation cellulaire les canaux séminifères donnent naissance à un produit pâteux, semi-liquide, qui contient cependant l'élément essentiel, le spermatozoïde (voyez p. 17). Cette sécrétion est d'autant plus active que l'homme est soumis davantage aux excitations vénériennes, qui font affluer le sang dans les vaisseaux des bourses. Le coït lui-même agit vivement pour activer la production du sperme, car, pendant le coït, les éléments musculaires des bourses (dartos, crémaster; voyez p. 14), ainsi que quelques fibres contractiles qui entourent les veines du cordon, entrent en action, et, ralentissant le cours du sang dans les veines, produisent dans le testicule une congestion qui en favorise les fonctions. Il y a donc dans l'appareil spermatique une turgescence vasculaire, qui est en rapport avec celle des organes plus particulièrement érectiles.

Nous verrons que, chez la femme, la chute de l'*ovule* est puissamment aidée par un mécanisme tout à fait semblable.

Tel qu'on le trouve au niveau du testicule, le sperme serait impropre à la fécondation. Il est trop épais, et du reste les spermatozoïdes sont encore presque tous contenus dans les cellules où ils se sont formés (voyez p. 17). Mais à mesure que ce liquide imparfait progresse vers l'épididyme et le canal déférent, les spermatozoïdes deviennent libres et nagent dans un milieu de plus en plus fluide, grâce aux diverses sécrétions qui viennent se mêler au produit primitif. C'est d'abord le liquide produit par les petites glandes du canal déférent, liquide qui est exprimé par les contractions vermiculaires du canal, grâce auxquelles le sperme progresse de l'épididyme vers les vésicules séminales. C'est ensuite, au niveau de ces vésicules, le produit très-abondant sécrété par leurs parois et sur la nature duquel nous avons déjà donné des détails suffisants voyez p. 22). Le sperme primitif a le temps de se mêler à ce dernier liquide, puisqu'il vient s'accumuler lentement dans les vésicules séminales durant l'intervalle des rapprochements sexuels.

En effet, les actes qui ont lieu dans le trajet que nous venons de parcourir, depuis le testicule jusqu'aux vésicules séminales, ces actes, sécrétion et progression des liquides, se font d'une manière lente et continue, présentant seulement une activité plus grande sous l'influence des excitations génitales.

Mais les actes qu'il nous reste à étudier, ceux qui chassent le sperme des vésicules séminales dans la portion prostatique de l'urèthre et de là à l'extérieur, ces derniers actes ne se produisent que d'une manière intermittente, pendant et surtout à la fin du coït. Ils donnent lieu à cette excrétion précipitée et spasmodique que l'on nomme l'*éjaculation*, et qui doit être précédée et favorisée par l'*érection*.

B. — *De l'érection chez l'homme*

On donne le nom d'*érection* à l'acte par lequel le pénis (ou *verge)* acquiert des dimensions et surtout une rigidité qui le rendent apte à pénétrer dans les organes de la femme pour y déposer le produit qui sera éjaculé.

Nous connaissons l'anatomie de la verge : nous

savons (voyez p. 29) qu'elle se compose des deux corps caverneux et de la portion spongieuse de l'urèthre *(bulbe, corps cylindroïde* et *gland)*. Nous savons encore que toutes ces parties sont formées d'un tissu spongieux, d'alvéoles, où le sang peut s'accumuler en grande quantité. Il est facile de prévoir, avec ces connaissances anatomiques, que l'érection sera produite précisément par cette accumulation de sang, par cette turgescence vasculaire.

Mais les anciens, qui ne possédaient pas les notions anatomiques sus-énoncées, étaient très-embarrassés pour expliquer le phénomène de l'érection. Habitués à se payer de mots, ils sortaient facilement d'embarras en attribuant l'érection à la *pénétration des esprits animaux dans le pénis.*

Il a fallu les recherches de la physiologie expérimentale pour substituer à cette formule vaine l'énoncé d'un fait positif, et c'est à Reynier de Graaf, auquel la science doit tant de découvertes sur les fonctions des organes femelles, que nous devons également les premières expériences sur le mécanisme de l'érection. Ce physiologiste ayant lié la verge à sa base sur des animaux en pleine érection, trouva les mailles des corps érectiles gorgées de sang à une forte pression ; quand ce sang trouvait une issue, il s'écoulait, le pénis redevenait flasque.

Dionis, chirurgien de la fin du dix-septième siècle, répéta les expériences de de Graaf, et vulgarisa la théorie de l'érection :

« J'ai fait voir, dit-il [1], que c'était le sang artériel qui, entrant dans les nerfs (corps) caverneux, en faisait la tension. Les expériences que j'en ai faites m'ont désabusé de l'opinion des anciens qui croyaient qu'elle était gonflée par des esprits ; mais outre que les nerfs (corps) caverneux sont disposés à recevoir du sang par des artères, à l'arrêter quelque temps, lorsqu'ils sont étendus, et à le laisser écouler ensuite peu à peu dans les veines, la raison veut qu'une si forte tension ne se puisse pas faire par du vent, mais par quelque chose de plus grossier, tel qu'est le sang.

« On a observé, ajoute-t-il, que les grosses verges ont plus de peine à devenir raides que les petites, et que quand elles le sont, elles ne se soutiennent pas si bien, parce qu'il faut plus de sang pour les emplir, et qu'en étant pleines elles sont plus pesantes et pendent par conséquent bientôt en bas. »

Malheureusement à ce fait de la *réplétion des corps érectiles par le sang*, se réduisent à peu près nos connaissances bien positives sur le mécanisme de l'érection. Comment le sang est-il amené à venir distendre fortement les alvéoles des tissus spongieux et caverneux ? Comment y acquiert-il une tension

---

[1] Dionis, *L'Anatomie de l'homme suivant la circulation*. Paris, 1705.

suffisante pour atteindre le degré de rigidité parfaite que la verge peut montrer ? Comment son retour par les veines est-il momentanément empêché, pour reprendre presque tout à coup, lorsque, le coït achevé, la verge retombe dans son état de flaccidité ?

Ce sont là autant de questions auxquelles les physiologistes modernes ont répondu par mille théories diverses ; le nombre de ces théories prouve suffisamment qu'aucune d'elles n'est absolument bonne. Nous allons indiquer rapidement les principales, persuadés que chacune d'elles contient une partie de la vérité, et que le mécanisme de l'érection est un *mécanisme très-complexe*, auquel prennent part toute la série des organes vasculaires *(artères, alvéoles spongieuses* et *veines)*.

La théorie la plus simple, celle qui se rapprocherait sans doute le plus de la vérité, à condition de n'être pas trop exclusive, est la théorie qui attribue l'érection à une *compression des veines* chargées de ramener le sang des organes érectiles. Une observation connue de tout le monde montre combien il y a de vrai dans cette théorie : il est facile de constater que l'érection des corps caverneux est parfois indépendante de celle du corps spongieux de l'urèthre et qu'elle se fait en dehors de toute excitation génitale, par un simple mécanisme d'opposition, au retour du sang veineux ; telle est l'érection qui se pro duit lorsque la vessie est gorgée de liquide, comme par exemple, lorsque le matin, au réveil [1], ce réservoir est distendu par l'urine accumulée pendant la nuit ; cette distension amène une compression des plexus veineux situés entre la vessie et le pubis (pl. II, q), et qui font suite à la veine dorsale du pénis (pl. I, *fig*. 1, v c).

Il est donc probable que, dans l'érection ordinaire, il se produit sur toutes les veines qui ramènent le sang des corps érectiles une compression qui arrête la circulation. Cette compression sera due et à la contraction des parois veineuses elles-mêmes (car elles possèdent une membrane formée de fibres musculaires lisses) et à la contraction de nombreux muscles lisses que traversent ces veines pour rentrer dans le bassin, et enfin à la contraction de l'enveloppe musculaire, qui double la peau du pénis et peut agir immédiatement sur les veinules qui sortent des corps caverneux et spongieux (voyez p. 33).

Il faut, en second lieu, tenir compte des propriétés particulières des alvéoles qui composent les *tissus érectiles* : les parois de ces alvéoles renferment des fibres musculaires qui sont d'ordinaire dans un état de demi-contraction ou de *tonicité*, tonicité grâce à

---

[1] On demandait à Fontenelle s'il n'avait jamais eu envie de se marier ; après avoir réfléchi un moment, il répondit : « — Quelquefois... le matin. »

laquelle la cavité des alvéoles est à peu près effacée et ne peut laisser pénétrer le sang. Lors de l'érection, sous l'influence du système nerveux, ces éléments musculaires subissent une sorte de paralysie qui permet au sang d'entrer dans les alvéoles et de les distendre fortement. Les belles découvertes de Cl. Bernard sur les nerfs vaso-moteurs et sur le rôle que les *paralysies vaso-motrices* jouent dans le fonctionnement de divers organes, ont fait comprendre toute l'importance que devait avoir une action de ce genre dans le phénomène de l'érection.

Les alvéoles caverneuses du pénis se *dilatent* donc sans doute sous l'influence d'une excitation cérébrale de nature érotique, absolument comme les petits vaisseaux de la face, sous l'influence d'une émotion du même genre ou de tout autre espèce, se dilatent pour produire la rougeur et la congestion de la peau du visage.

Enfin, quelques recherches plus récentes tendraient à montrer que les *artères* elles-mêmes ne seraient pas étrangères au mécanisme de l'érection : minces et peu perméables à l'état ordinaire, les artères qui apportent le sang aux organes caverneux et spongieux présenteraient, au moment de l'érection, un calibre très-considérable et donneraient passage à un torrent de sang incomparablement plus fort, soit que ces vaisseaux subissent

alors une *paralysie* vaso-motrice identique à celle
que nous venons de signaler dans les alvéoles
caverneuses, soit, qu'au contraire, ils se trouvent
animés de *mouvements péristaltiques*, de mouvements vermiculaires, capables de faire progresser
le sang avec force et de l'accumuler avec pression
dans les aréoles spongieuses où il se déverse [1].

L'érection commence toujours par la partie postérieure des organes érectiles, parce que c'est en
ces points (racines des corps caverneux et bulbe de
l'urèthre) qu'arrivent les artères chargées de verser
le sang dans les aréoles du tissu spongieux. Mais
elle ne tarde pas à s'étendre jusqu'à l'extrémité de
la verge et c'est même en ce point, c'est-à-dire au
niveau du gland, qu'elle doit atteindre son plus haut
degré, afin de donner à cet organe toute la rigidité
nécessaire à l'introduction, et de porter ensuite au
maximum les sensations voluptueuses dont il est le
siége. Nous trouvons, à cet effet, des muscles, dont
les uns *(ischio-caverneux)* entourent les racines des
corps caverneux, les autres *(bulbo-caverneux)* em-
brassent le bulbe, comme une main qui enserrerait
une poire de caoutchouc. Par leur contraction ils
chassent donc le sang vers l'extrémité antérieure de
la verge et portent le gland au plus haut degré de
turgescence et de rigidité.

[1] Voyez Ch. Legros, *Des vaso-moteurs*. Paris, 1873.

CHAPITRE II

FONCTIONNEMENT DES ORGANES DE LA FEMME

A. — *Ovulation et menstruation*

La sécrétion génitale essentielle, la *production de l'ovule* se fait selon un mode *périodique*.

Nous connaissons déjà l'ovaire et les vésicules de Graaf, qui en composent sa substance corticale ; nous savons que tous les vingt-cinq ou trente jours une de ces vésicules se rompt et laisse échapper un ovule. Nous avons même déjà indiqué, en passant, comment le pavillon de la trompe de Fallope vient coiffer l'ovaire pour recevoir cet ovule (pl. VI, *fig.* 3). Si nous ajoutons à ces faits, déjà énoncés, la notion importante que ces *phénomènes internes* se passent précisément pendant que les *organes externes* donnent lieu à l'apparition de l'écoulement sanguin désigné sous le nom de *flux menstruel*, de *menstrues*, nous serons en présence des trois actes principaux qui constituent la *fonction ovulaire* de la femme, et nous pourrons nous livrer à la recherche des lois physiologiques qui rendent ces trois phénomènes solidaires et synchrones.

Mais il nous faut auparavant nous demander en quoi consiste l'écoulement menstruel, quelle est son origine, et montrer que sa coïncidence avec la déhiscence d'une vésicule de Graaf est aujourd'hui un fait incontestable et physiologiquement expliqué.

1° *L'écoulement menstruel* est une véritable *hémorrhagie*, dont la source se trouve, ainsi que l'ont démontré les recherches modernes, à la surface interne de l'utérus. C'est ce dont a pu se convaincre le professeur Coste, en examinant l'utérus de femmes qui s'étaient suicidées pendant l'époque menstruelle. Il a vu la muqueuse marquée d'un fin pointillé, d'où se faisaient de petites hémorrhagiel capillaires; la muqueuse paraissait du reste très-injectée et comme turgescente. C'est un fait qu'il faut nous contenter de noter pour le moment; nous en trouverons plus tard l'explication.

Ce sang peut couler presque pur dans le col de l'utérus, de là dans le vagin et enfin à l'extérieur; mais il se mêle presque toujours à un peu de mucus, qui pâlit plus ou moins sa couleur. C'est ainsi qu'au début des règles le mucus prédomine et l'écoulement est pâle, comme séreux; d'ordinaire, l'éruption des règles est annoncée par une odeur *sui generis* que contracte le mucus vaginal, et qui rappelle assez bien celle qu'exhalent les animaux à l'époque du rut. Au milieu de la période catamé-

niale, le sang est presque pur et l'écoulement présente son maximum d'abondance; enfin, vers les
derniers jours, en même temps que l'écoulement
diminue, il reprend une couleur pâle et séreuse.
Vers le milieu de l'époque menstruelle, le microscope
montre dans le liquide expulsé des globules rouges
du sang, des globules blancs du sang, des cellules
épithéliales cylindriques (provenant de la muqueuse
utérine), et des cellules épithéliales pavimenteuses
(muqueuse du vagin et du museau de tanche).

Nous ne rappellerons pas ici tous les préjugés
que l'on s'est plu à répéter relativement aux *propriétés malfaisantes du sang menstruel*. Il n'y a
rien de vrai dans toutes ces fables, que l'on trouve
si répandues dans toutes les classes de la société.
Le sang menstruel est un sang veineux, à peu près
identique à celui que l'on ferait jaillir d'une saignée
du bras; il faut seulement ajouter que le mucus qui
vient se mêler au sang utérin est d'une odeur plus
ou moins désagréable, et peut même donner lieu à
un liquide assez irritant pour produire une inflammation de l'urèthre de l'homme qui aura eu des
rapports avec une femme pendant sa période menstruelle; mais cette uréthrite n'est qu'une inflammation simple et dépourvue de tout caractère de
virulence.

Remarquons enfin que le séjour plus ou moins

long que fait le sang menstruel dans le col de l'utérus et dans le vagin, avant d'arriver à l'extérieur,
est une cause de décomposition qui ne contribue pas
peu à lui donner son odeur fade et nauséabonde et
ses propriétés irritantes.

L'écoulement menstruel dure de deux à huit
jours ; rien n'est plus variable que ce temps, selon
les sujets et selon les circonstances chez un même
sujet.

Rien n'est également plus variable que la quantité de sang perdue dans cet intervalle : on l'évalue
en moyenne à 60 ou 100 grammes, mais les femmes
ont l'habitude de remplacer l'énoncé de cette quantité par celui du nombre de serviettes qu'elles em-
ploient pour se protéger ; c'est ainsi que selon que
leurs règles sont plus ou moins abondantes, elles
disent qu'elles ont sali une ou quatre serviettes en
vingt-quatre heures.

La menstruation était une énigme pour les anciens.

Les uns, croyant ce sang impur, regardaient cet
écoulement comme une *purgation naturelle*, par
laquelle l'organisme se serait débarrassé d'*humeurs
âcres*.

D'autre part, comme il avait été facile de constater que le coït est plus particulièrement efficace,
c'est-à-dire fécondant, lorsqu'il est pratiqué pen-

dant les règles et aux jours qui les précèdent ou les suivent de près, quelques-uns avaient été amenés à voir dans le sang menstruel la *matière* que doit fournir l'organisme féminin pour la *formation* d'un nouvel être ; c'était, si nous pouvons ainsi nous exprimer, le *sperme de la femme.* Cette opinion paraissait confirmée par ce fait que, dès que la grossesse a lieu, les menstrues sont supprimées, même au milieu de leur apparition, et cessent dès lors de se montrer pendant tout le temps de la gestation.

Une des plus belles conquêtes de la physiologie moderne a été de démontrer que la *menstruation coïncide fatalement avec l'ovulation*, et de permettre de rattacher à une seule explication le triple phénomène qui se passe dans l'ovaire, la trompe et la matrice.

C'est surtout au professeur Coste et au docteur Raciborski [1] que nous devons la démonstration de la *coïncidence du flux menstruel avec le travail de la ponte ovarique.* Cette démonstration est aujourd'hui basée sur les faits les plus incontestables.

Dans toutes les autopsies de femmes mortes pendant la période menstruelle, on a toujours trouvé, dans l'un des ovaires, une vésicule de Graaf ayant

---

[1] Voyez A. RACIBORSKI, *Traité de la menstruation et de ses rapports avec l'ovulation, la fécondation, l'hygiène de la puberté et de l'âge critique,* etc. Paris, 1868.

acquis son maximum de développement, et, sinon rompue, du moins près de se rompre.

D'autre part, la physiologie comparée nous montre l'analogie ou, pour mieux dire, l'identité la plus complète entre la *période menstruelle de la femme* et le *rut des femelles* des mammifères. Si les animaux à l'état de liberté n'entrent en rut qu'une fois par an, on sait que la domesticité, c'est-à-dire l'existence à l'abri des intempéries des saisons, avec une nourriture toujours abondante, a pour effet de multiplier singulièrement les époques où se produit ce phénomène, et les lapines nous offrent un exemple assez connu de la fréquence que le rut peut acquérir dans ces circonstances.

Il n'y a donc rien d'étonnant à ce que le phénomène correspondant se produise mensuellement chez la femme.

A l'époque du rut, les organes génitaux des femelles deviennent humides, laissent écouler un liquide visqueux plus ou moins abondant ; il en est même chez lesquelles ce liquide est coloré par du sang, et représente une véritable hémorrhagie identique au flux menstruel proprement dit (chauves-souris, singes, etc). Or, l'examen des ovaires des animaux, pendant ou peu après l'époque du rut, montre toujours un certain nombre de vésicules de Graaf déjà rompues ou près de se rompre.

Enfin, on peut porter plus loin l'investigation, en faisant sur les femelles de mammifères des expériences qui forcent la nature à nous livrer plus largement ses secrets : ainsi l'*ablation des ovaires* fait disparaître à tout jamais les phénomènes du rut.

Du reste, la chirurgie nous offre chez la femme des expériences de ce genre réalisées par une intervention thérapeutique : lorsque l'*ovariotomie*, cette audacieuse opération, motivée par la présence de kystes dans les ovaires et si heureusement tentée par Kœberlé (de Strasbourg) [1], lorsque l'ovariotomie a été appliquée à ces deux organes, la plupart du temps la femme qui a subi cette opération ne voit plus apparaître ses règles.

Nous ne pousserons pas plus loin l'énoncé des nombreuses preuves qui démontrent *la solidarité absolue entre le travail ovarique de l'ovulation et le travail utérin de la menstruation.*

Si, maintenant, nous cherchons à nous rendre compte du *mécanisme* par lequel se produisent ces phénomènes, nous verrons que leur simultanéité tient à ce qu'ils sont amenés par une seule et même cause.

En effet, la déhiscence de la vésicule de Graaf tient en grande partie, ainsi que nous l'avons déjà

---

[1] Kœberlé, De l'Ovariotomie (*Mémoires de l'Académie de médecine*, t. XXVI, p. 321.) Paris, 1863.

vu (p. 40 et 41), à son hypertrophie et à l'amincissement consécutif de ses parois ; mais elle tient aussi
à ce qu'en ce moment la partie centrale de l'ovaire
est gorgée de sang, turgescente, dans un véritable
état d'*érection*, de telle sorte qu'elle augmente de
volume, comprime de dedans en dehors l'ovaire près
de s'ouvrir et précipite ainsi la chute de l'ovule. Or,
l'érection du centre ou bulbe de l'ovaire, l'*adaptation de la trompe* qui vient recevoir l'ovule, et enfin
la turgescence et l'hémorrhagie utérine, ces trois
phénomènes sont le résultat d'un seul et même mécanisme, dont nous devons l'explication à l'un de
nos plus éminents physiologistes, le professeur
Rouget [1]. Ses recherches nous ont montré que les
ligaments larges (pl. VI, *fig.* 1) sont abondamment
pourvus de fibres musculaires, lesquelles sont en
continuité avec les éléments contractiles de la trompe
de Fallope ; il a fait voir que ces faisceaux musculaires, en se contractant, compriment les vaisseaux
veineux qu'ils enlacent, et s'opposent ainsi à la circulation de retour (par les veines), sans nuire à
l'afflux par les artères, qui, grâce à leur petitesse et
à leur résistance, ne sont que peu ou pas modifiées
par la compression. De là, stase sanguine et turges-

---

[1] ROUGET, *Du tissu érectile*. Thèse de concours. Paris, 1856 ; —
Journal de Physiologie de Brown-Séquard, 1858 ; — *Comptes rendus
de la Société de biologie*, 1857. — Des mouvements érectiles *(Ar-
chives de Physiologie*, p. 671. 1868.)

cence avec haute tension du sang dans tout l'appareil génital interne ; de là, augmentation de pression et déchirure dans les capillaires de la muqueuse utérine ; de là, érection du bulbe de l'ovaire et rupture de la vésicule de Graaf ; de là, érection de la trompe elle-même, qui, guidée par la contraction de ses fibres musculaires (et notamment par celles qui composent la *frange* ou *ligament tubo-ovarique*, voyez p. 44), est amenée à embrasser par son pavillon l'ovaire presque tout entier.

Nous voyons donc, nous ne saurions trop le répéter, qu'une seule et même cause préside aux trois phénomènes essentiels de l'époque menstruelle : rupture de la vésicule de Graaf, adaptation du pavillon tubaire, hémorrhagie cataméniale [1].

Dans ces circonstances l'adaptation de la trompe

---

[1] Cette théorie, que toutes les observations médicales ont confirmée, nous explique comment certains médicaments peuvent être propres à favoriser l'*évolution ovarique* (à établir la *menstruation*), quoique, dans d'autres circonstances, ils soient appelés à rendre des services en apparence inverses. Ainsi l'*ergot du seigle* est employé contre l'inertie utérine, contre les hémorrhagies utérines, contre l'*aménorrhée* (absence ou difficulté de l'écoulement menstruel). Ainsi il combat à la fois l'aménorrhée et l'hémorrhagie. Il semble donc que ce même médicament puisse agir d'une façon toute opposée, en amenant ou en supprimant l'écoulement sanguin. C'est que le *seigle ergoté* agit essentiellement en amenant des contractions dans les fibres musculaires, non-seulement dans l'utérus, mais aussi dans l'ovaire. Dans le cas d'hémorrhagie utérine, il supprime l'écoulement sanguin, en amenant la contraction des vaisseaux de la muqueuse utérine. Dans l'aménorrhée, ce même agent, par la contraction des fibres musculaires de l'ovaire, favorise la déhiscence de la vésicule de Graaf, amène la chute de l'ovule, d'où congestion utérine plus intense, d'où menstruation.

doit se faire la première et précéder fort heureusement la rupture de l'ovisac ; elle doit se produire à
l'instant où cette rupture, devenue imminente par
l'hypertrophie de la vésicule de Graaf, provoque
dans tout l'appareil génital interne cet état particulier qui constitue le *molimen menstruel.*

L'ovule, une fois tombé dans le pavillon de la
trompe, s'engage dans le canal de celle-ci et se
trouve porté jusque dans la cavité utérine (pl. VI,
fig. 1 et 6) par les cils vibratiles dont est pourvu
l'épithélium de la muqueuse tubaire (voyez p. 45).
Il faut sans doute aussi tenir compte, pour ce transport, des mouvements propres de la trompe, que
M. Colin a constatés *de visu* sur des brebis tuées à
l'époque du rut [1]. Ce transport se fait naturellement
par la trompe correspondant à l'ovaire dont le vésicule de Graaf vient de s'ouvrir. Cependant, quelques curieuses observations d'embryologistes et de
médecins distingués, dans des cas particuliers de
grossesse, ont fait penser que la trompe d'un côté
pourrait recueillir un ovule tombé de l'ovaire du
côté opposé.

Quoi qu'il en soit, si, depuis son départ, c'est-à-
dire depuis l'ovaire jusqu'à l'utérus, l'ovule n'a pas
rencontré de spermatozoïdes, il arrive dans la cavité

[1] Voyez G. Colin, *Traité de Physiologie comparée des animaux domestiques,* t. II, p. 766. 2ᵉ édition. Paris, 1873.

utérine déjà flétri et, se mêlant au sang et à la desquamation épithéliale, qui constituent le flux menstruel, il se perd dans ce liquide et ses débris sont expulsés avec lui.

Dans le cas contraire, c'est-à-dire s'il a rencontré les spermatozoïdes, *s'il a été fécondé*, loin de se flétrir, il se développe (voyez plus loin), et sa présence dans la portion utérine de la trompe, et puis dans l'utérus lui-même, détermine dans ces organes un travail particulier, qui retentit sur tout le reste de l'organisme et qui constitue la *grossesse*. Nous devons en renvoyer l'étude à un chapitre ultérieur, car il nous faut auparavant étudier les circonstances qui amènent le sperme à parcourir les mêmes conduits que l'ovule lui-même et à le rencontrer.

B. — *Érection chez la femme*

. Nous venons de voir comment l'organisme féminin donne naissance à son produit caractéristique, et nous avons déjà une idée des *époques où la femme est apte à être fécondée.* Nous avons trouvé sous ce rapport de grandes différences entre les deux sexes; nous allons en constater de non moins considérables dans l'étude des actes qui préparent et accompagnent le coït, et particulièrement dans celle de l'*érection* chez la femme.

Disons-le tout de suite, ces différences résultent de ce fait essentiel, que la femme étant relativement passive et l'homme essentiellement actif dans le *coït*, celui-ci peut parfaitement s'accomplir sans que la femme présente les phénomènes d'érection, qui, au contraire, ne peuvent faire défaut chez l'homme ; d'autre part, la fécondation de la femme peut avoir lieu sans que celle-ci éprouve ces inexprimables sensations de volupté, qui sont indispensables à l'homme pour amener l'*éjaculation*.

Le mécanisme de l'érection des organes génitaux externes est exactement le même chez la femme que chez l'homme.

Sous l'influence d'excitations vénériennes le sang afflue dans les corps caverneux du clitoris et dans le bulbe du vagin (pl. IV, *fig*. 4). Ces appareils érectiles sont aussi entourés à leur base par des muscles analogues à ceux que nous avons vu fonctionner à la racine des corps caverneux et sur le bulbe de l'homme. C'est ici l'*ischio-caverneux*, pour les racines du clitoris, et le *constricteur du vagin*, pour le bulbe. Les contractions de ces muscles poussent le sang vers la partie supérieure et antérieure des organes, vers le gland du clitoris. Celui-ci devient plus ou moins proéminent hors du prépuce que lui forment les petites lèvres, et, parvenu à son maximum de turgescence et de dureté, il se trouve doué d'une sensibilité de plus en plus développée qui aboutit à l'éréthisme vénérien.

D'après ses dispositions anatomiques, le clitoris, tout en se *durcissant*, ne s'*érige pas*, c'est-à-dire qu'il ne quitte pas sa direction oblique en bas et en avant (pl. IV, *fig. 4*, c *l*), pour prendre, comme la verge de l'homme, une direction en avant et en haut. Fixé par le *frein* que lui forment les petites lèvres (voyez p. 55) et par du tissu fibreux qui double ce frein, le gland du clitoris regarde toujours en bas, vers l'orifice vaginal : il en résulte que, pendant le coït, il est en contact avec la face dorsale de la verge de l'homme et subit des frottements ré pétés, source principale de la volupté.

CHAPITRE III

DU COÏT ET DE L'ÉJACULATION. — ROLE DES SPERMATOZOÏDES

Au point de vue physiologique, le *coït* est l'acte essentiel du rapprochement des sexes : il est à la fois le point de départ et le but de tous les besoins physiques et moraux que l'on nomme l'*amour*.

C'est pourquoi, de toutes les passions, la plus

absolue est certainement l'amour, dont le but principal est la *reproduction continue de l'espèce*. Aussi le sentiment de la conservation individuelle est-il souvent moins intense que celui de cette passion-mère, à laquelle la nature semble avoir intéressé le *moi* par tout le luxe de ses prestiges, par tout l'attrait du plaisir, sous les formes les plus séduisantes et les plus variées. Jusqu'à ce qu'il ressente l'amour, l'homme a vécu seulement de la vie individuelle ; maintenant il sent la nécessité d'une vie relative ; il éprouve le besoin de se rapprocher d'un être qui puisse compléter la somme d'éléments qui lui manquent. Quand l'homme a rencontré cet autre *moi* que la nature lui indique, ses sentiments moraux s'associent largement au besoin physique qu'ils ennoblissent ; il en fait le dépositaire de ses affections, il modèle ses goûts sur les siens ; il se confond tout entier dans cet autre lui-même. C'est ce sentiment qui inspire ces luttes et ces entreprises que le romancier sait habilement retracer ; c'est ce sentiment que les poëtes ont chanté et chanteront toujours ; c'est de lui que Victor Hugo a dit :

> Le pouvoir enivrant qui change l'homme en Dieu ;
> L'amour, miel et poison ; l'amour, philtre de feu.

Dans le sens moral, ce sentiment est comme l'harmonieux concert de l'esprit, du cœur et des sens.

Le point de vue purement physiologique auquel nous nous sommes placés, ne nous permet que l'étude de l'amour relativement aux sens, relativement à l'acte même qui a pour but direct la reproduction.

A. — *Coït*

Dans les rapports génitaux, le rôle actif et provocateur appartient à l'homme, et celui-ci y met d'autant plus d'ardeur que les obstacles qu'il rencontre sont plus nombreux et plus difficiles à vaincre. Aussi la *pudeur* est-elle, en même temps que la première vertu, le plus grand attrait de la femme : se donner doit être pour elle un sacrifice toujours nouveau dont elle fait sentir tout le prix, lorsque, par les mille finesses de cet art subtil qui constitue la *coquetterie honnête,* elle a su exciter les désirs de celui qu'elle préfère et auquel elle va céder.

C'est donc l'homme qui donne le signal du rapprochement physique [1].

---

[1] Nous empruntons à Ambroise Paré * quelques lignes, chaudement burinées, selon l'expression de Malgaigne, qui montrent l'importance pratique que le grand chirurgien du seizième siècle attachait à certains détails intimes, et les sentiments élevés qui l'inspiraient :

« L'homme estans couché avec sa compagne et espouse, la doit mignarder, chatouiller, caresser et esmouvoir, s'il trouvait qu'elle fut dure à l'esperon : et le cultiveur n'entrera dans le champ de Nature humaine à l'estourdy, sans que premierement n'aye fait ses approches, qui se feront en la baisant.., aussi en maniant ses parties genitales et petits mame-

* A. PARÉ. *Œuvres complètes*, édition Malgaigne, t. II, p. 460. Paris, 1840.

Le pénis est en érection (pl. II) : son introduction dans le vagin est plus ou moins facile, selon des circonstances que nous examinerons plus tard ; elle est en tout cas favorisée par la forme même du gland, qui représente un cône à sommet tronqué en avant. Le vestibule du vagin (voyez p. 56 et pl. IV, *fig.* 1) reproduit lui-même en creux une disposition inverse de la précédente : il est infundibuliforme et dirige le membre viril vers la cavité vaginale. Au moment où l'orifice du vagin est franchi, le frottement qui en résulte fait aussitôt entrer en jeu la *sensibilité* de l'organe mâle, et l'homme, entraîné par un besoin presque irrésistible de volupté, est amené à multiplier ces sensations en provoquant les contacts qui peuvent les faire naître. Il exécute une série de mouvements qui produisent un vif frottement du gland contre les plis du vagin *(colonnes du vagin,* voyez p. 51). Ces mouvements sont encore plus passionnés si la femme elle-même se montre sensible au plaisir et favorise par les secousses de son bassin le jeu saccadé du pénis.

Absorbés dans une sensation indéfinissable de volupté, les deux sexes ne semblent vivre alors que

lons, afin qu'elle soit esprise des desirs du masle (qui est-lors que sa matrice lui fretille) afin qu'elle prenne volonté et appetit d'habiter et faire une petite creature de Dieu, et que les deux semences se puissent rencontrer ensemble ; car aucunes femmes ne sont pas si promptes à ce jeu que les hommes. »

pour l'acte qu'ils accomplissent. Tout leur organisme en ressent les effets : une irradiation sensitive indescriptible, une agitation extrême parcourt tout le corps ; le pouls s'accélère, la respiration devient laborieuse, haletante, mêlée de soupirs ; la face se congestionne ; une douce moiteur assouplit tous les membres et se montre même sous forme de sueur au niveau des plis articulaires.

Par l'érection toujours croissante de son bulbe (p. 59) et par la contraction de son sphincter, l'orifice vaginal embrasse étroitement la base du membre viril, et fait en même temps sortir dés glandes de Bartholin (voyez p. 60) le liquide qui vient lubréfier l'entrée des voies génitales. Alors les mouvements deviennent plus précipités, plus spasmodiques ; l'érection arrive à son maximum, chez l'homme comme chez la femme ; et lorsque, sous cette influence, la sensibilité est parvenue au niveau du gland de la verge et de celui du clitoris, au plus haut degré qu'elle puisse atteindre, tandis qu'une suprême contraction spasmodique du sphincter vaginal serre fortement la base du membre viril, les vésicules séminales de l'homme se contractent, les muscles du périnée et de l'urèthre entrent convulsivement en action et l'émission de la semence, l'*éjaculation* se produit.

Nous avons décrit l'*acte physiologique typique*.

Nous ne saurions entrer ici dans d'autres détails, quoique parfois le médecin lui-même puisse être appelé à donner sur des sujets de ce genre d'utiles conseils, par exemple relativement à une position qui, dans des circonstances spéciales, favoriserait le coït et surtout la fécondation. Nous renvoyons pour plus de détails à un livre curieux, dont le *latin brave l'honnêteté* : ce livre est destiné aux confesseurs, qui, à un autre point de vue que le médecin, se croient autorisés à pénétrer les secrets du lit conjugal [1]. Voici quelques passages importants : *De circonstantia modi vel situs :*

Situs naturalis est ut mulier sit succuba et vir incubus, hic enim modus aptior est effusioni seminis virilis et receptioni in vas fœmineum ad prolem procreandam. Unde si coitus aliter fiat, nempe sedendo, stando, de latere, vel præpostere (more pecudum), vel si vir sit succubus et mulier incuba, innaturalis est.

Et plus loin :

Sed tamen minime peccant conjuges. si ex justa causa situm mutent, nempe ob ægritudinem, vel viri pinguedinem, vel ob periculum abortus : quandoque, ait S. Thomas, sine peccato esse potest

---

[1] CRAISSON, *De Rebus venereis ad usum confessariorum,* auctore D. CRAISSON, vicario generali, etc. Parisiis, 1870.

*quando dispositio corporis alium modum non pa
titur.*

B. — *Éjaculation*

L'*éjaculation* est préparée par un grand nombre d'actes accessoires qui se passent dans la profondeur des organes génitaux de l'homme. Pour en pénétrer le mécanisme, rappelons-nous que, dans nos études précédentes (voyez p. 22), nous n'avons suivi le trajet du sperme que jusque dans les vésicules séminales, où nous l'avons laissé s'accumulant pendant les intervalles du coït; il ne nous reste donc plus qu'à voir comment, lors de l'acte vénérien, il quitte ces vésicules pour *parcourir toute la longueur du canal de l'urèthre.*

Notons d'abord que le canal de l'urèthre, par le fait même de l'érection, se trouve dilaté et largement béant : il doit donc, par ce changement de calibre, produire une certaine aspiration et l'on peut se demander ce qui vient le remplir, lorsque d'aplati et linéaire, il prend une forme cylindrique et largement ouverte.

On a été tenté de croire à l'introduction de l'air extérieur et cette hypothèse aurait parfaitement expliqué les cas de contagion syphilitique qui se manifestent par un chancre de la profondeur du canal, l'aspiration qui se produit et s'exagère pendant le coït pouvant amener l'introduction de liquides virulents puisés dans une femme contaminée ; mais l'observation directe prouve que l'air, ou un liquide extérieur, ne sont pas normalement appelés dans le canal : on sait, en effet, que le sperme, agité avec l'air, mousse très-facilement, et si, au moment de l'éjaculation, il se trouvait dans le canal en conflit avec ce gaz, il sortirait mêlé à de nombreuses bulles d'air, ce qui ne se produit jamais.

Mais nos connaissances vont plus loin à ce sujet : nous verrons qu'il existe un appareil sécréteur destiné à fournir un liquide qui remplit le vide du canal : ce sont les *glandes de Cooper* (pl. III, *fig.* 1, 10), que nous avons précédemment étudiées au point de vue anatomique (voyez p. 28). Le produit de ces glandes, exprimé par les contractions des muscles du périnée au moment de l'érection (voyez p. 79), vient remplir le canal de l'urèthre, et servira ultérieurement à diluer le sperme. Quand une violente érection n'est pas suivie d'éjaculation, on voit, au moment où l'érection cesse et où le canal revient à ses dimensions primitives, on voit s'écouler par son ouverture antérieure (méat urinaire) un liquide clair et visqueux qui n'est autre chose que le produit des glandes de Cooper et de quelques autres organes sécréteurs, c'est-à-dire des *glandes de Littre*, petites glandes en grappe disséminées dans l'épaisseur de la muqueuse uréthrale.

Le liquide sécrété par les glandes de la prostate paraît jouer le même rôle : il mouille et lubréfie le canal; on le voit s'écouler dans les mêmes circonstances que les précédents et en dehors de toute éjaculation.

Il n'est pas inutile de connaître ces faits en apparence de peu d'importance. Ils pourront servir à rassurer les personnes qui se croient atteintes de spermatorrhée. Ces personnes, souvent hypochondriaques, par abstinence sexuelle, s'aperçoivent qu'après certains efforts et notamment après ceux de la défécation, leur méat urinaire laisse échapper un liquide épais et filant. Ce liquide n'est pas du sperme, même lorsqu'il présente un aspect blanchâtre et laiteux, qu'il doit au produit de sécrétion des glandes de la prostate. Ce liquide est le trop-plein des glandes prostatiques, des glandes de Cooper, des glandes de Littre; mais ce n'est pas du sperme, toutes les fois du moins que le microscope n'y fait pas découvrir la présence de spermatozoïdes. Cet exemple suffit pour montrer l'importance de l'usage du microscope pour le diagnostic des maladies [1].

Lorsque l'éjaculation, amenée par les contacts

---

[1] Voy. M. Duval et L. Lereboullet, *Manuel du microscope dans ses applications au diagnostic.* Paris, 1873.

voluptueux, va se produire, le sperme contenu dans les *vésicules séminales* est chassé par les contractions de celles-ci à travers les *canaux éjaculateurs* (voyez p. 23), jusque dans la *portion prostatique du canal de l'urèthre* (voyez p. 26). Là, sa présence détermine une excitation toute particulière d'où résulte une action musculaire ayant pour but de le projeter au dehors avec force et par saccades : en un mot, il est *éjaculé*.

On attribue généralement la force et la forme saccadée de l'éjaculation aux contractions du muscle *bulbo-caverneux* (voyez p. 79), que les anciens anatomistes avaient en effet nommé *accelerator seminis et urinæ*, mais si l'on tient compte de ce qu'en ce moment le muscle est séparé du canal de l'urèthre par toute l'épaisseur du bulbe en érection, et que, par conséquent, il ne peut que faiblement agir sur le contenu du canal; de ce que, d'autre part, il est situé bien en avant de la prostate, c'est-à-dire du point où est déversé le sperme venu des vésicules séminales, et que, par suite, il ne peut qu'ultérieurement agir sur lui, pour l'accélérer peut-être, mais non pour lui imprimer le premier mouvement, on a peine à comprendre comment ce muscle pourrait produire l'éjaculation.

Nous nous rendons bien mieux raison de ce mécanisme en adoptant une théorie qui, paraît-il, a été longtemps professée par un physiologiste de l'école de Strasbourg, et que nous trouvons développée par un de ses élèves [1]. Cette théorie tient seule compte des dispositions particulières que présente la région prostatique du canal, et des fonctions du *muscle de Wilson*, annexé à la *partie membraneuse* du canal (voyez p. 28). Au moment où le sperme est chassé par les *vésicules séminales* dans la *prostate* (voyez p. 98), la cavité de celle-ci est isolée de la vessie par l'érection du *verumontanum*, ainsi que nous l'avons déjà expliqué ailleurs (voyez p. 28). Il est en effet connu de tout le monde que la *miction* (émission de l'urine) *devient impossible pendant l'érection*, parce que ce tubercule, oblitérant le canal au devant du col de la vessie, ferme tout passage au liquide urinaire. Le sperme ne peut, pour la même raison, refluer en arrière, vers la vessie. Il ne peut non plus s'étendre dans le canal de l'urèthre plus loin que la portion membraneuse, parce qu'en ce moment le *muscle de Wilson se contracte* et ferme le canal en ce point. La liqueur séminale s'accumule donc dans l'étroite portion du canal comprise entre le verumontanum et le sphincter uréthral (muscle de Wilson, pl. III, *fig*. 2, de 20 à 9) ; elle s'y accumule avec une grande force, car les contractions des muscles lisses qui l'y

---

[1] Kuss et Duval, *Cours de physiologie*, d'après l'enseignement du professeur Kuss, publié par le docteur Mathias Duval. Paris, 1873.

chassent (canal déférent et vésicules séminales) sont très-énergiques, quoique très-lentes, comme toutes les contractions des muscles lisses.

Mais le muscle de Wilson ne peut rester long-temps dans son état de contraction : il se relâche et aussitôt, sous l'influence de la haute tension qu'il a acquise, le sperme se précipite, et se précipite avec force : le muscle se contracte presque immédiate-ment de nouveau et arrête l'*éruption spermatique*, pour la laisser se reproduire en se relâchant encore, et ainsi de suite tant que dure l'éjaculation.

Nous voyons ainsi que la puissance du jet sper-matique est due à la haute tension qu'ont donnée les muscles lisses à la liqueur séminale accumulée dans un étroit espace, tandis que le rhythme est dû à des relâchements alternatifs du sphincter uréthral qui forme comme une écluse livrant par saccades pas-sage au liquide retenu en arrière d'elle.

Durant le temps si court de l'éjaculation, toutes les forces du système nerveux semblent se concentrer dans le système génital, qui est alors le point de départ de mouvements réflexes (voyez plus loin), de spasmes, de cris involontaires. Ces sensations ra-pides, énervantes, amènent chez quelques-uns des convulsions de forme presque épileptique.

Tel est l'acte sexuel dans sa forme typique.

On le voit, le rôle actif appartient essentiellement

à l'homme. Quant à celui de la femme, malgré les détails que nous avons donné plus haut (voyez p. 96 et 55), il peut rester entièrement passif, et le résultat ultime de cet acte, la fécondation, peut avoir lieu presque sans que la femme y prenne part, puisqu'il a suffit parfois, pour l'opérer, que du sperme fût déposé à l'entrée des voies génitales : des femmes ont pu être fécondées alors qu'elles étaient plongées dans le narcotisme ou le sommeil chloroformique le plus complet. Enfin les cas de *fécondation artificielle* dont nous parlerons plus tard, prouveront plus amplement encore que les satisfactions sexuelles qui accompagnent la copulation ne sont, de la part de la femme, nullement indispensables à la génération [1].

Nous terminerons cette étude par quelques passages empruntés à un célèbre chirurgien du siècle dernier ; son style naïf est plus apte à rendre cer-

[1] Il est curieux de constater les singulières erreurs répandues sur ce sujet, même dans les livres qui, il est vrai, ont puisé à des sources tout autres que celles de la science et de la physiologie. Nous en citerons un exemple, emprunté à un ouvrage auquel nous avons déjà renvoyé le lecteur curieux de ces sortes de choses *(De rebus venereis ad usum confessariorum.* Paris, 1870) ; à la page 172, à propos d'un cas de conscience nous lisons :

« 306. Quærit. 4º : An, viro se retrahente post propriam seminationem sed ante mulieris seminationem, possit ista statim tactibus se excitare ut seminet ?

« Resp. Sententiam negantem a quibusdam quidem tenere communius vero affirmatur hoc esse licitum, quia etsi semen mulieris non sit necessarium ad generationem, non ut tamen ipsi inutile et pertinet ad complementum actus conjugalis. Imo mulieri permittitur se excitare ad congressum, quo facilius in coitu seminet, etc., etc. »

taines choses et nous donnerons ainsi de curieux détails sur les opinions des médecins de cette époque :

« Je remarque, dit Dionis, que l'émission de la semence se fait plus promptement chez les uns que chez les autres ; ce qui vient, ou parce que ceux-là sont plus ardents que ceux-ci, ou parce que leurs vésicules séminaires sont plus pleines de semence. Je remarque secondement que la quantité de semence éjaculée ne se peut limiter, les uns en jetant plus que les autres.

« Comme l'éjaculation est la fin de l'action dans l'homme, c'est aussi le but qu'il se propose ; parce que c'est le moment auquel le principal plaisir est attaché ; et tout ce qui précède ne se fait que pour arriver à l'instant de ce vif chatouillement si voisin de la douleur.

« C'est souvent ce plaisir si court qui détermine l'homme, plutôt que le désir d'avoir des enfants : en effet, si la nature n'avait pas mis dans les parties naturelles une volupté singulière qui se fait sentir dans les embrassements, cette action aurait été indifférente à l'homme, et il ne s'y serait porté que très-rarement ; mais la nature, qui voulait perpétuer les espèces en les renouvelant sans cesse, a attaché à ces parties un plaisir qui contraint les animaux à s'accoupler, et auquel l'homme, avec toute sa raison, n'est pas capable de résister. On en a fait un sixième sens distingué des autres : on dit que de même que l'on goûte en mangeant un plaisir particulier, dont aucune autre partie que la langue et le *palais* n'est susceptible, aussi dans l'accouplement on trouve un plaisir singulier, qui ne peut se sentir que dans les organes de la génération et que c'est ce plaisir qui engage les animaux à se multiplier, comme le goût les engage à se nourrir.

« On est en peine de savoir ce qui fait ce plaisir : les uns l'attribuent au sel de la semence, les autres aux esprits qui accompagnent la semence. Je ne crois pas qu'il y ait dans la semence des sels en quantité suffisante pour picoter les parties par où elle passe et causer un plaisir aussi agréable que celui que l'on ressent ; et si les sels y abondaient, elle aurait trop d'âcreté et de pointes. Il y a plus d'apparence que le chatouillement et le plaisir proviennent des esprits mêlés avec la semence, parce que étant des parti-cules souples et mobiles, ils effleurent plus qu'ils ne pénètrent.

« La délicatesse et la tension des fibres nerveuses des parties contribuent aussi à y faire sentir du plai-sir ; mais comme il y a des personnes qui ont le tact plus délicat ou l'oreille plus fine que d'autres, aussi il en est qui ont à ces parties un sentiment plus exquis ; et c'est la raison pourquoi les uns sont plus excités que les autres par les objets d'amour.

« De tous les tempéraments, les sanguins sont les plus amoureux ; le sang des bilieux est trop âcre et subtil ; celui des mélancoliques trop massif, et celui des phlegmatiques trop aqueux pour produire une semence qui ait toutes les qualités requises ; mais celui du sanguin a une douceur, une chaleur et une consistance capables de fournir une semence abon-dante et bien conditionnée. [1] »

C. — *Que devient le sperme éjaculé ?*

Il est lancé dans la partie la plus profonde du vagin, et cela suffit pour que la fécondation puisse se produire.

De toutes les parties qui composent le sperme, les *spermatozoïdes jouissent seuls de la faculté fécon-dante*. Or, nous savons que ces filaments sont doués de *mouvements très-vifs* : dès que le sperme est dans le vagin, au contact du col de l'utérus, les spermatozoïdes se répandent de tous côtés, pénètrent dans l'orifice du museau de tanche, dans la cavité du col et du corps de l'utérus et enfin dans celle de la trompe de Fallope. Pour parcourir ce long trajet, dans un point duquel ils devront rencontrer l'ovule,

---

[1] Dionis, *L'anatomie de l'homme suivant la circulation du sang et les dernières découvertes.* Paris, 1605.

les spermatozoïdes peuvent se suffire à eux-mêmes, c'est-à-dire progresser en vertu des mouvements vibratiles de leur appendice caudal. Il est bien prouvé aujourd'hui que c'est là la cause principale de l'*ascension* des spermatozoïdes dans les organes géni taux de la femme.

Du reste la physiologie comparée nous offre des exemples nombreux de trajets non moins considérables accomplis par des spermatozoïdes. On voit, par exemple, les femelles des batraciens pondre de longs chapelets d'œufs ; or, il suffit que le mâle dépose un peu de sperme sur l'une des extrémités de cette chaîne, pour que les spermatozoïdes, par une sorte de *diffusion active*, se répandent jusqu'à l'autre extrémité et fécondent toute la série.

Ce n'est pas à dire que quelques circonstances accessoires ne puissent faciliter le transport des spermatozoïdes et faire parcourir directement au sperme une partie du chemin qui sépare le vagin du pavillon de la trompe.

Ainsi le sperme peut être lancé d'emblée dans l'utérus, car l'ouverture du méat urinaire de l'homme étant verticale, et celle du museau de tanche transversale, il y a dans cette disposition une condition qui doit favoriser le passage, dans la seconde ouverture, du liquide qui sort avec violence de la première.

Ce passage est peut-être aussi favorisé par un état

d'érection de l'utérus et de son col, érection qui rendrait largement béante l'ouverture de ce dernier.

Les anciens croyaient à une dilatation de la matrice, amenant de la part de celle-ci une véritable aspiration sur le sperme. Cette action paraît aujourd'hui plus que contestable. A plus forte raison ne peut-on accorder aucune foi à une aspiration énergique, comme celle dont il est parlé dans un récit reproduit et fort justement critiqué par Dionis :

« Quelques auteurs, dit ce chirurgien, rapportent une histoire que je ne puis croire : ils disent qu'un garçon ayant laissé de sa semence dans l'eau d'un bain d'où il sortait, une fille vint se baigner dans ce même bain, et que cette semence nageant dans l'eau fut attirée par la matrice de cette fille, qui en devint grosse. Deux circonstances me font douter de cette histoire : la première est que l'on donne à la matrice une faculté attractive qu'elle n'a pas. Il est vrai qu'elle reçoit la semence, mais elle n'a pas la vertu de la sucer de l'extrémité extérieure de son col, pour la faire couler jusqu'au dedans de sa capacité. La seconde, c'est que la semence étant une liqueur, elle se serait tellement mélangée avec l'eau, qu'il aurait été impossible que les principales particules eussent pu se rassembler et conserver jusque dans l'utérus son activité et sa qualité prolifique [1]. »

---

[1] Dionis, *loc. cit.*, p. 346.

Cependant une observation récente, publiée par un médecin anglais, semble indiquer quelque chose d'analogue.

Il s'agit d'une femme atteinte de chute de la matrice, de telle sorte que le museau de tanche faisait saillie à travers la vulve et se présentait facilement à l'examen. Le moindre contact sur la col utérin amenait chez cette femme l'orgasme vénérien. « Je glissai, dit le médecin anglais, la pulpe de mon indicateur trois ou quatre fois le long du col de l'utérus; immédiatement l'orgasme survint... Le col utérin, au début, était dur, ferme et avait l'aspect normal : son ouverture était close et n'aurait pu admettre une sonde. Presque aussitôt après le contact, le museau de tanche s'ouvrit largement et bailla cinq ou six fois, pendant que l'ouverture externe était attirée vigoureusement dans l'intérieur de la cavité du col; ces phénomènes durèrent environ vingt secondes, puis tout rentra dans l'état normal, l'ouverture se referma et le col reprit sa place... Quand j'aurai ajouté que la malade était très-intelligente, qu'il n'y avait aucun état inflammatoire ni à l'ouverture, ni dans le col utérin, ni dans le vagin, qu'il n'existait qu'un déplacement, on pourra penser avec moi que j'ai été témoin de ce qui se passe pendant le coït, et que le passage du liquide spermatique dans l'utérus peut ainsi s'expliquer clairement. »

Il nous reste à étudier quelles sont les conditions qui favorisent la vitalité des spermatozoïdes déposés dans les organes de la femme, et à préciser le lieu de leur rencontre avec l'ovule. Ce sont deux questions que nous traiterons en parlant de la *fécondation*, dont l'étude formera l'introduction à celle de la *grossesse*.

CHAPITRE IV

ROLE DU SYSTÈME NERVEUX
DANS LES FONCTIONS GÉNITALES ET PARTICULIÈREMENT
DANS L'ACTE SEXUEL. — HYGIÈNE

Toutes les fonctions du corps humain sont placées sous la dépendance du *système nerveux*, qui préside à l'entrée en action des organes, à leur retour au repos, et qui peut même avoir une grande influence sur leur développement. Le système des organes de la génération n'échappe pas à cette grande loi, et c'est peut-être même dans ce domaine qué la puissance de l'appareil nerveux se fait sentir de la manière la plus frappante.

A. — *Notions préliminaires*

Pour faire bien comprendre cette délicate question de physiologie, nous prendrons d'abord un point de comparaison, un phénomène typique très-simple et très-net : nous nous demanderons comment, par exemple, le système nerveux préside à la *sécrétion des glandes salivaires.*

Il est aujourd'hui démontré que les glandes salivaires ne donnent naissance à leur produit de sécrétion que sous l'influence de nerfs venus de la partie supérieure de la moelle épinière. Ces nerfs, qui vont du centre nerveux médullaire vers l'organe sécréteur périphérique, sont nommés *nerfs centrifuges,* parce qu'ils ne donnent passage qu'à des *courants nerveux* dirigés du centre *(moelle épinière)* vers la périphérie *(glande).* Mais ces courants nerveux eux-mêmes ne se produisent que lorsque le centre est excité par d'autres nerfs qui viennent de la périphérie, et particulièrement de la surface de la langue et de la cavité buccale où ils ont recueilli les impressions diverses auxquelles ces surfaces sont exposées.

Ces derniers nerfs, vu la direction et la nature des courants qui les parcourent, sont dits *nerfs sensitifs* ou *centripètes.* Voici comment fonctionne l'ensemble de cet appareil : si une substance sapide (sucre ou vinaigre) est déposée sur le dos de la langue ou à la surface interne des joues, elle excite aussitôt les extrémités correspondantes des nerfs sensitifs ou centripètes, détermine en eux un courant qui gagne le *centre nerveux*, et, au niveau de celui-ci, *se réfléchit* sur les nerfs centrifuges qu'il parcourt pour arriver jusqu'à l'organe sécréteur périphérique, jusqu'à la glande salivaire, qui inonde aussitôt la bouche du liquide qu'elle produit. Cet ensemble de phénomènes, consistant en une impression périphérique, un courant centripète, une action centrale encore très-mystérieuse, un courant centrifuge et finalement un acte de sécrétion, est ce qu'on appelle en physiologie un *acte réflexe*.

Les phénomènes de l'organisme se produisent tous par des actes réflexes, car tous sont provoqués par une impression extérieure, et l'acte nerveux réflexe est l'intermédiaire obligé entre l'impression périphérique et le phénomène par lequel réagit l'organisme, que ce phénomène soit une sécrétion, comme dans l'exemple que nous avons choisi, ou une contraction musculaire, un geste, un mouvement.

Cependant une irritation expérimentale ou morbide portée sur le centre nerveux lui-même peut faire entrer directement le nerf centrifuge en action, et provoquer le phénomène périphérique (sécrétion ou mouvement). C'est ainsi qu'en piquant la partie supérieure de la moelle chez un lapin ou un chien, on provoque une abondante sécrétion salivaire, sans qu'aucune substance sapide soit déposée sur les surfaces buccales. On a alors un réflexe tronqué. Nous retrouverons des faits analogues dans le fonctionnement de l'appareil génital.

Enfin, pour ne négliger aucune des conditions préliminaires capables de nous faire bien comprendre ce fonctionnement, notons que, même dans les cas de réflexe complet, par exemple pour la sécrétion salivaire, il n'est pas indispensable que l'acte centripète ait pour siége les nerfs de la gustation, comme dans l'exemple que nous avons choisi tout d'abord. Il peut tout aussi bien avoir pour point de départ un organe des sens quelconque, et suivre l'un des nerfs correspondant, sous la forme d'impression visuelle, auditive, etc.; la vue d'un mets succulent produit dans la bouche l'affluence de liquide salivaire, et le souvenir même d'une impression gustative agréable suffit, selon l'expression vulgaire, pour *faire venir l'eau à la bouche.*

II. — *Rapports du système nerveux avec l'appareil génital*

Ils sont exactement de même nature que ceux que nous venons d'esquisser entre lui et l'appareil salivaire. La moelle épinière est ici encore le centre qui préside au fonctionnement et ses excitations directes font entrer en jeu les organes de la génération.

C'est ainsi qu'on s'explique pourquoi la *pendaison* détermine très-souvent une *érection intense* et même l'*éjaculation*, car la pendaison comprime la partie supérieure de la moelle épinière, et fait entrer directement en action les nerfs qui vont déterminer l'érection de la verge et l'excrétion du sperme [1].

Mais les résultats sont encore plus frappants si l'on a recours à l'expérience sur les animaux et que l'on agisse sur la partie inférieure de la moelle épinière, au niveau de la *région lombaire*, que quelques physiologistes regardent comme un véritable *centre génital*. Si on opère sur une femelle (lapine ou chienne), l'irritation de ce point détermine des contractions très-appréciables dans l'utérus. S'agit-il d'un mâle, on produit alors la contraction de l'ampoule du canal déférent, ampoule qui est l'analogue des vésicules séminales (voyez p. 22 et 101).

Enfin l'électrisation de cette partie de la moelle amène l'érection et même l'éjaculation.

L'observation de certaines maladies amène à concevoir chez l'homme l'existence d'un centre nerveux génital du même genre. En effet, dans les maladies qui n'attaquent que la partie inférieure de la moelle et qui y produisent une vive excitation, il y a *priapisme*, c'est-à-dire érection presque continuelle.

---

[1] TARDIEU, *Étude médico-légale sur la pendaison, la strangulation et la suffocation.* Paris, 1870.

C'est dans cette partie de la moelle que débutent les maladies nerveuses qui ont pour cause les excès génitaux, et c'est dans cette région que se font sentir les douleurs qui résultent des excès vénériens.

Nous venons de citer des cas empruntés à l'expérimentation sur les animaux ou à l'observation des malades.

Mais le véritable *acte réflexe*, le fonctionnement normal de la moelle dans les fonctions génitales, n'est pas moins intéressant, surtout relativement à l'étude du point de départ de l'impression périphérique qui détermine le *réflexe*, et des voies nerveuses que suit cette impression pour arriver jusqu'aux centres. La vue d'un tableau, le toucher d'un objet propre à allumer la passion génitale, sont également aptes à faire entrer en action le centre nerveux génito-spinal. Chez les uns, le souvenir des plaisirs passés, chez les autres, l'imagination excitée par de vagues désirs, produisent le même effet.

Le trouble nouveau, les besoins mal définis qu'éprouve l'adolescent et qui signalent la puberté, ont sans doute pour origine le travail organique qui se produit dans les glandes génitales. Il est probable que les impressions sensitives nées dans l'appareil spermatique se transmettent par les nerfs centripètes jusque dans la moelle et le cerveau, et que l'accumulation lente du sperme dans les vésicules séminales fait naître ainsi dans l'imagination des idées érotiques. L'influence du physique sur le moral est ici incontestable; et le moral réagit à son tour sur le physique, car les fibres nerveuses émanées du cerveau vont exciter le centre génital de la région lombaire et représentent ainsi le premier chaînon de l'acte réflexe qui aboutit à l'éjaculation.

Du moment que ce centre est en action, il semble que toutes les impressions périphériques portées sur la surface de la peau convergent vers lui et portent au plus haut degré son état d'excitation.

Il est certains organes qui présentent sous ce rapport des *connexions sympathiques* plus étroites encore avec l'appareil génital. Tel est le *mamelon;* pour prouver la sensibilité toute spéciale de celui-ci, dans ses rapports avec les fonctions génésiques, il nous suffira, sans parler des effets de son excitation chez l'homme, de rappeler que sa titillation peut déterminer chez la femme des contractions de l'utérus, et que ce résultat est assez fréquent et assez énergique pour qu'un accoucheur célèbre, Scanzoni, ait voulu baser sur ce fait toute une méthode d'*accouchement artificiel.* Des excitations semblables, et même les impressions morales peuvent, par un mécanisme réflexe, exercer une grande influence sur la *menstruation.*

Mais de toutes les surfaces sensibles dont l'exci-

tation est capable d'amener les *réflexes génitaux*,
il faut placer au premier rang le *gland* chez l'homme
et le *clitoris* chez la femme. Ce sont essentiellement
les sensations développées, par le frottement, dans
les papilles nerveuses du gland, qui sont le point
de départ des réflexes par lesquels l'éréthisme vénérien est porté au plus haut degré, par lesquels les
organes spongieux et caverneux s'érigent avec le
plus d'intensité, et enfin par lesquels l'éjaculation
se produit.

Ces sensations sont alors si particulières, si intenses, elles dominent tellement l'individu que plusieurs physiologistes ont voulu faire de cette sensibilité un *sixième sens* [1].

C'est là une opinion exagérée et qui méconnaît
complétement le caractère de *spécificité* que présentent les organes des sens proprement dits. L'œil ne
donne jamais que des sensations de lumière, l'oreille
que des sensations de son, quel que soit l'état du
cerveau et des centres nerveux en général, tandis
que la muqueuse du gland ne donne des sensations
qui méritent le nom de génitales, que si le cerveau
est disposé à percevoir selon ce mode spécial des
excitations qui, dans toute autre circonstance, demeurent de simples impressions de contact.

---

[1] Voyez entre autres, BRILLAT-SAVARIN, *Physiologie du goût*,
Paris, 1825.

Nous ne saurions mieux terminer l'étude de ce point délicat qu'en empruntant les quelques lignes que lui a consacrées un physiologiste enlevé trop tôt à la science [1].

« Tout en accordant, dit-il, à la mise en jeu de la sensibilité du gland un rôle des plus importants pour susciter la sensation voluptueuse, il ne faudrait pas croire cependant que celle-ci lui fût exclusivement subordonnée. Elle est, avant tout, subordonnée à la puissance de l'*imagination*. Si, en effet, l'imagination n'intervient pas, la sensibilité du gland demeure simple sensibilité de contact, malgré l'excitation dont celui-ci peut être le siége, et l'érection ne se produit pas ; à elle seule, ou aiguillonnée par le sens de la vue, du toucher, de l'odorat, quelquefois de l'audition et même du goût, l'imagination amène l'érection et même l'éréthisme vénérien ; enfin, chez certains sujets arrivés à une lubricité dégradante, l'imagination surexcitée ou pervertie, trouve des stimulants dans des excitations qui provoqueraient la douleur chez des individus placés dans des conditions normales, excitations faites en dehors de la sphère des organes génitaux et par des moyens de tout genre.

« On ne peut donc considérer la mise en jeu de

[1] Th. Liégeois, *Traité de physiologie.* 1872.

la sensibilité du gland comme étant indispensable
aux sensations génésiques. L'une des facultés cérébrales, l'imagination, à l'exclusion des autres,
domine tous les actes qui concourent, chez l'homme,
à l'accomplissement de la fonction de reproduction.
Du cerveau cette faculté retentit sur l'élément
moteur de l'appareil de la génération par l'intermédiaire des filaments nerveux qui les relient l'un à
l'autre, et ses effets peuvent se manifester en
dehors de toute excitation périphérique, par la mystérieuse action de la spontanéité cérébrale, ou avec
l'aide d'influences extérieures multiples, dont une
des plus importantes cependant réside dans les excitations faites à la surface de l'organe copulateur.
C'est en cela que le sens génital diffère de tous les
autres sens, qui réclament toujours pour leur exercice un ébranlement des filaments nerveux à la surface du corps, et qui, dans les notions qu'ils fournis-
sent au cerveau, ne font jamais que s'entr'aider sans
se suppléer... *Le sens génital, en tant que sensation provoquée, n'est qu'une sensation de contact,
qui tire ses caractères spécifiques de la manière
dont se font dans le cerveau les élaborations des
impressions phériphériques, sous l'influence de
l'imagination.* »

La rapide étude que nous venons de faire des
rapports des fonctions génitales avec le système

nerveux suffit pour assigner le rôle de chacune des parties de ce système (nerfs, moelle épinière, masse cérébrale). Elle nous dispense donc de réfuter la théorie de Gall, que nous n'indiquerons que pour mémoire et comme curieuse question historique.

Le *cervelet* était selon Gall le siége de ce qu'il appelait l'*instinct de la reproduction*, de ce que Spurzheim appela ensuite l'*amativité*. Voici, d'après Grimaud de Caux, les principaux arguments que Gall et ses élèves faisaient valoir en faveur de cette opinion [1].

1° Dans la série animale il n'y aurait de cervelet que chez les animaux qui se reproduisent par copulation;

2° Il y aurait une coïncidence parfaite (mais en réalité nullement évidente) entre les époques auxquelles le cervelet se développe et celles où le penchant à la reproduction se manifeste;

3° Quand la castration est pratiquée lors du premier âge, le cervelet ne se développe pas.

Ajoutons que les recherches de la physiologie moderne n'ont pas confirmé les vues de Gall; mais avouons aussi qu'il a été jusqu'à ce jour impossible de déterminer exactement les fonctions du cervelet. Quelques rares médecins en font encore un centre

---

[1] Grimaud de Caux et Martin Saint-Ange, *Histoire de la génération de l'homme*. Paris, 1847.

nerveux important au point de vue génital, mais la plupart le considèrent comme un organe présidant à l'équilibration des mouvements.

Quoiqu'il en soit, l'acte génital produit un ébranlement considérable dans tout lè système nerveux : il sera donc prudent, en règle générale, de ne point s'y livrer dans toutes circonstances qui peuvent déjà prédisposer à des congestions cérébrales, à une susceptibilité nerveuse particulière. De même qu'il est imprudent de se livrer à un travail intellectuel pénible et absorbant aussitôt après le repas, et surtout après un repas copieux, il sera toujours sage de ne point choisir un pareil moment pour sacrifier sur l'autel de Vénus. C'est là en somme ce que l'hygiène peut indiquer de plus incontestable à ce sujet [1].

Quant à ceux qui désireraient des renseignements plus précis sur les moments et les heures les plus propres à l'accomplissement des fonctions génitales, nous les renvoyons au chapitre que Venette a consacré à ce sujet; ils y verront que l'on a beaucoup discuté là-dessus, sans rien dire de précis. Voici du reste quelques passages de ce curieux chapitre inti-

---

[1] Souvent l'hygiène a pris une forme législative ; ainsi, sous le règne de saint Louis, les mariés ne pouvaient coucher ensemble les trois premières nuits de leurs noces, sans en avoir acheté la permission de leur évêque.

Ce qui fait dire à Montesquieu :

« C'est bien ces trois nuits-là qu'il fallait imposer, car, pour les autres, on n'aurait pas donné beaucoup d'argent. »

tulé : « *A quelle heure du jour on doit baiser amoureusement sa femme* [1]. »

« Quelques médecins, dit Venette, pensent que les plaisirs amoureux que nous prenons pendant le jour sont plus funestes que ceux de la nuit ; et que, comme les caresses des femmes nous épuisent excessivement, nous devons être en repos après les avoir faites, et réparer par le sommeil et la tranquillité les esprits que nous y avons perdus ; au lieu qu'après les occupations ordinaires du jour nous nous fatiguons encore auprès d'une femme, et nos lassitudes ne se guérissent pas par d'autres lassitudes.

« Il y en a d'autres qui s'expliquent mieux là-dessus et qui croient que le point du jour est le temps le plus propre à se caresser. C'est alors, disent-ils, que nous sommes dans un état moins inégal ; que nos forces ne sont point dissipées par les actions du jour ; que notre estomac n'est point accablé par les aliments, et que le sommeil a multiplié nos esprits et fortifié notre chaleur naturelle. C'est ce que veut dire Hippocrate quand il met par ordre ce que nous devons faire pour conserver notre santé, et qu'il nous conseille le travail avant le manger et le boire, et le sommeil avant Vénus. »

Jusque-là le raisonnement est assez logique ; mais bientôt arrive la contradiction :

[1] VENETTE, *Tableau de l'amour conjugal*, t. II, p. 15, Paris, 1831.

« Tous les médecins, ajoute en effet Venette, demeurent d'accord qu'il ne faut pas baiser sa femme à jeun, parce que l'on ne doit point travailler quand on a faim. Le travail épuise et dessèche nos corps; mais le travail de l'amour énerve entièrement. Nous devons donc nous réjouir avec elle, selon la pensée de quelques-uns, quand nous avons le ventre médiocrement plein; car c'est en ce temps-là, disent-ils, que, par la chaleur et les esprits que les aliments nous communiquent, ils nous vient je ne sais quelle envie de les toucher; après quoi nous pouvons réparer par le sommeil la perte que nous avons faite, le repos étant l'unique remède pour ces sortes de lassitudes. »

Ce n'était certes pas la peine de produire tous ces arguments et bien d'autres que nous avons omis, pour conclure de la manière suivante : en effet, l'auteur que nous citons résume ainsi cette question :

« Pour résoudre donc la question, après avoir dit ce que l'on peut dire sur cette matière, on me permettra de n'observer ni le jour, ni la nuit, ni les heures, ni les moments, mais la seule disposition dans laquelle nous sommes quand nous sentons les aiguillons de Vénus. »

TROISIÈME PARTIE

DE L'ÉVOLUTION DES FONCTIONS SEXUELLES
PUBERTÉ, AGE VIRIL, VIEILLESSE
DES CAUSES QUI MODIFIENT LES FACULTÉS SEXUELLES

Nous connaissons les *fonctions sexuelles* telles qu'elles se produisent normalement chez les individus d'âge adulte.

Il nous reste, pour compléter ce tableau, à étudier l'*évolution de ces fonctions* depuis leur apparition *(puberté)* jusqu'à leur cessation plus ou moins complète *(âge de retour, vieillesse)*; puis enfin à examiner les causes qui peuvent les *modifier* en plus ou en moins. C'est à ce propos que nous parlerons de l'*impuissance*.

CHAPITRE PREMIER
DE L'ENFANCE ET DE LA PUBERTÉ

A. — Enfance et puberté chez l'homme

Les testicules de l'enfant qui vient de naître sont peu développés et présentent un très-petit volume :

primitivement contenus dans l'abdomen; ce n'est que vers le huitième mois de la vie intrautérine qu'ils ont franchi le canal inguinal pour descendre dans le scrotum *(bourses)*, où on les trouve lors de la naissance.

Cependant il n'est pas rare que l'un des testicules ou tous les deux à la fois ne franchissent pas le canal inguinal et demeurent dans la cavité abdominale pendant toute la vie. Si ces deux organes manquent dans les bourses, l'individu est dit *cryptorchide;* si l'un d'eux seulement est absent, on a affaire à un *monorchide*.

Les résultats de la *cryptorchidie* et de la *monorchidie* sont assez intéressants, au point de vue de l'évolution ultérieure des fonctions génitales, pour que nous consacrions quelques lignes à l'étude de ces anomalies.

Il résulte des recherches de Godard [1] que tout testicule qui n'est pas descendu dans les bourses ne produit pas de spermatozoïdes. Par suite, le monorchide n'est apte à la génération que par celui de ses testicules qui a accompli ses migrations, tandis que le cryptorchide, totalement incapable de produire des spermatozoïdes, sera fatalement *infécond*. Ce n'est pas à dire que ces individus seront *impuis-*

---

[1] GODARD, *Recherches tératologiques sur l'appareil séminal de l'homme.* Paris, 1860.

sants ; dès l'âge de la puberté ils auront des érections, seront aptes au coït, éjaculeront un liquide d'apparence spermatique, mais ce liquide sera *privé d'animalcules*, de *spermatozoïdes*, et, par suite, impropre à produire la fécondation.

Du reste la *cryptorchidie* influe souvent, sinon toujours, sur les habitudes extérieures, le moral, la voix, les forces physiques des individus. Les *cryptorchides* (mais non les *monorchides)* sont d'ordinaire de taille moyenne; ils ont un teint pâle, la peau fine, les cheveux blonds, la barbe rare, la voix faible et aiguë ; ils sont peu énergiques, craintifs, et on a observé que parfois ils recherchaient les travaux qui sont du ressort des femmes de préférence aux occupations plus laborieuses qui sont le partage de l'homme. Cependant on trouve beaucoup d'exceptions à ces lois que Godard a peut-être posées d'une façon trop générale : cela est d'autant plus facile à concevoir que la cryptorchidie est l'état normal chez plusieurs espèces animales; ainsi, chez la plupart des rongeurs (le *rat,* par exemple), les glandes séminales ne dépassent jamais le canal inguinal pour descendre dans les bourses.

Si nous revenons à l'étude des faits normaux, nous voyons que, quoique descendu dans les bourses, le testicule de l'enfant ne produit pas de sperme : tant l'appareil génital semble sommeiller chez lui jusqu'à un moment où il se réveillera plus ou moins subitement, jusqu'à l'époque de la *puberté*.

Cependant, des instincts génitaux, anormaux, il est vrai, se manifestent parfois avant la puberté. « Ce n'est pas seulement à l'époque de la puberté, nous dit Grimaud de Caux [1], que le penchant à l'onanisme se révèle chez les enfants des deux sexes, et, par conséquent, il ne faut pas attendre cette époque pour surveiller de près ce qui se passe en eux touchant les organes de la reproduction.

« On a vu des enfants au berceau chez lesquels la sensibilité des organes sexuels était déjà éveillée. Il est vrai que dans des cas semblables c'était presque toujours la faute des nourrices qui, ayant découvert dans les chatouillements de ces organes un moyen d'apaiser les cris de leurs nourrissons, se débarrassaient de leur importunité et jetaient pour toujours dans leur économie les germes d'un vice funeste. »

A un point de vue rigoureusement physiologique, le mot de *puberté*, comme désignant l'aurore des fonctions génitales, l'apparition de la faculté de féconder, ne devrait s'entendre que du moment où le liquide blanchâtre produit par les testicules renferme des spermatozoïdes ; à ce compte on reculerait, et avec juste raison, l'époque de la puberté, puisque,

---

1 Grimaud de Caux, *loc. cit.*, p. 302.

d'après les observations de consciencieux micrographes, on ne trouve jamais de spermatozoïdes dans les testicules avant l'âge de dix-huit ans ; tel est le résultat de constatations faites sur des jeunes gens de la campagne ; peut-être l'apparition des éléments fécondants est-elle un peu plus précoce chez les jeunes gens des villes, mieux nourris et placés dans un milieu qui multiplie les excitations génitales et hâte la manifestation des désirs.

Du reste, l'article 144 du Code civil, qui établit la puberté à dix-huit révolus pour les garçons, est parfaitement d'accord avec les observations précédentes.

Mais on donne d'ordinaire le nom de *puberté* à *l'ensemble des modifications extérieures par lesquelles se manifeste le réveil prochain de la vie génitale*, modifications qui peuvent se montrer déjà vers l'âge de douze ans et même plutôt encore.

Nous ne reproduirons pas ici le tableau, si souvent tracé, de l'adolescent qui sent naître de nouveaux besoins, des aspirations inconnues, et qui s'étonne d'acquérir des facultés et une puissance nouvelles.

Tout le monde a présent à la mémoire les délicieux vers de Dovalle :

> Il passe dans mon cœur de brûlantes pensées,
> D'invincibles désirs, des langueurs insensées,...
> Je ne respire plus !.. C'est alors que ma voix

> Murmure un nom tout bas... c'est alors que je vois
> M'apparaître à demi, jeune, voluptueuse,
> Sur ma couche penchée, etc...

Le langage de Chérubin n'est pas moins poétique, et J. J. Rousseau lui-même [1] a bien reproduit les effets de l'éveil des sens et de l'imagination sous l'influence du développement génital.

Rappelons seulement, comme signes extérieurs connus de tout le monde, l'apparition de poils au pubis, l'accroissement des organes génitaux, la mue de la voix, etc., etc. Mais, pour nous, la puberté n'est physiologiquement confirmée, que lorsque le sperme contient des spermatozoïdes : ainsi un cryptorchide, qui a présenté quelques modifications incomplétement masculines dans la voix, dans le système pileux et dans tout l'habitus extérieur, n'en restera pas moins *impubère*, si ses testicules ne produisent jamais de filaments fécondateurs.

B. — *Enfance et puberté chez la femme*

La puberté est plus précoce chez la femme que chez l'homme, et son apparition est plus particulièrement encore influencée par une foule de circonstances que nous examinerons plus tard.

[1] J. J. Rousseau, *Émile*.

De même que l'*apparition des spermatozoïdes*
est le véritable critérium de la *puberté* de l'homme,
de même l'*ovulation*, la chute d'un premier ovule,
mûr et fécondable, constitue essentiellement l'apparition de la *puberté chez la femme*. Mais comme
l'ovulation est liée à la menstruation, nous avons ici
un signe certain qui nous indique la rupture d'une
première vésicule de Graaf, c'est l'*écoulement d'un*
premier flux menstruel.

Jusque vers l'âge de treize à quinze ans, la jeune
fille se distingue peu du jeune garçon ; mais bientôt
il va s'accomplir en elle une série de métamorphoses
dans un sens opposé à celles que nous avons rapidement esquissées chez l'homme. Tandis que, chez
l'homme, tout l'organisme se développe dans le sens
de la force et de l'énergie, tout chez la femme prend
le caractère de la grâce et de la faiblesse. Les traits
du visage s'arrondissent, les saillies anguleuses s'ef-
facent et les lignes du col, plus agréablement dessi-
nées, vont se perdre mollement vers les épaules ; les
membres prennent ces contours fins, déliés et moel-
leux qui se continuent jusqu'aux extrémités, délica-
tement attachées. La sensibilité de ce jeune être
devient plus excitable, etc.

L'une des modifications les plus remarquables qui
signalent la puberté est celle que nous offre la voix :
elle se présente dans les deux sexes. Chez la jeune

fille, à l'époque de la puberté; « la voix devient moins aiguë; son diapason s'abaisse de une ou deux notes, et elle gagne en force ce qu'elle a perdu en acuité. Cette transformation se fait très-souvent d'une manière inappréciable, si les jeunes filles ne chantent pas ou n'abusent pas de la parole. Dans le cas contraire, elles sont sujettes à des douleurs de gorge, à des extinctions de voix occasionnées par l'exagération du travail physiologique, qui, en ce moment, s'effectue dans le larynx [1]. »

En aucun cas la voix de la femme ne subit à cette époque les modifications profondes qu'on observe chez les garçons.

« En général la mue se présente un peu plus tard chez les jeunes garçons que chez les jeunes filles, elle est précédée, comme chez ces dernières, d'un développement rapide dans les organes sexuels. Le jeune garçon ne connaît pas les épreuves pénibles qui viennent assaillir la jeune fille. Il traverse cette époque avec plus de calme, mais les modifications profondes de la voix témoignent hautement de la transformation qui vient de s'opérer en lui. Ces modifications sont très-variables quant aux phénomènes sensibles qui les accompagnent; mais il en est deux tout à fait caractéristiques et qui sont communes à

____

[1] E. Fournié, *Gazette des hôpitaux*, juin 1874.

tous : ce sont les modifications du *timbre* et du *dia-pason*. Le timbre, qui donnait à la voix de l'enfant les qualités sonores de la voix de la jeune fille, change complétement de caractère. Le diapason baisse sensiblement, et peu à peu la voix acquiert les qualités qui caractérisent la voix de l'homme.

« Quelquefois cette transition se fait insensiblement, sans manifestation exagérée; mais le plus souvent elle s'accompagne, surtout chez les enfants qui chantent, de profondes altérations. La voix est rauque, inégale; l'enfant n'est pas maître de ses cordes vocales, et il émet une note très-élevée alors qu'il a la volonté d'émettre une note grave; d'autres fois il y a aphonie complète. Tous ces phénomènes correspondent à des modifications survenues peu à peu dans l'organe vocal [1]. »

Mais ce sont surtout les modifications des organes génitaux qui doivent nous arrêter.

Tandis que les seins se dessinent et prennent leurs contours arrondis, le mont de Vénus se couvre de poils, les différentes parties de la vulve augmentent rapidement de volume, et des symptômes généraux, précurseurs d'une menstruation prochaine, indiquent le travail qui s'accomplit dans les organes internes (ovaire et utérus). Des douleurs plus ou

[1] E. Fournié, *loc. cit.*

moins vives se font sentir aux lombes et dans le bassin; il s'y joint une grande lassitude dans les jambes, en même temps qu'une tuméfaction notable, souvent douloureuse des mamelles. Les yeux se creusent et s'entourent d'un cercle de couleur plombée. Tout cet appareil de symptômes, parfois alarmants, cesse plus ou moins subitement avec la *première menstrue.*

La première hémorrhagie menstruelle est souvent douloureuse et difficile; elle est encore plus souvent incomplète, c'est-à-dire qu'on ne voit pas apparaître du sang, mais seulement un *liquide séreux* plus ou moins coloré. Parfois l'établissement de la menstruation est assez pénible pour qu'un écoulement de ce genre se reproduise plusieurs mois de suite avant l'apparition d'une menstrue franchement hémorrhagique. Dès lors la jeune fille est *nubile;* elle peut être fécondée et concevoir.

La loi fixe à quinze ans révolus l'âge de la nubilité de la femme.

C. — Des causes qui influent sur l'apparition
de la puberté.

Ces causes sont à peu près les mêmes et agissent dans le même sens pour l'homme et pour la femme, mais elles ont une influence incomparablement plus grande chez cette dernière. Parmi les principales nous devons citer :

1.° Le *climat*. Dans les climats chauds (entre le 33° degré et l'Équateur) les règles apparaissent en moyenne vers l'âge de douze ans ; dans les pays froids, au contraire (Norvége, par exemple), il est rare qu'elles se montrent avant seize ou dix-sept ans.

2° Le *tempérament et la constitution du sujet*. Les jeunes filles blondes, lymphatiques, sont en général moins précoces que celles douées d'un tempérament sanguin, à peau brune, à cheveux d'un beau noir.

3° Enfin, *les conditions de milieu et d'existence:* Nous retrouvons ici ce que nous avons déjà constaté pour les jeunes garçons : les enfants des campagnes sont plus tardifs que ceux des villes ; ceux qui vivent dans la pauvreté que ceux qui jouissent de l'opulence.

Enfin, il faut tenir compte, pour l'un comme pour l'autre sexe, des *influences morales :* il n'est pas douteux qu'une existence isolée, à l'abri de toute insinuation indiscrète, doit produire un résultat plus tardif qu'une vie déjà initiée aux plaisirs, soit par des lectures excitantes, soit par la fréquentation de personnes aux mœurs légères. Mais ces circonstances influent plus sur l'apparition des *désirs*, plus

sur les manifestations de la puissance virile par
exemple, que sur la véritable *faculté de féconder*
ou d'*être fécondé*. Le fait est surtout évident pour
la femme, car, comme le fait remarquer Liégeois, on
a observé qu'à Londres, où de nombreuses jeunes
filles se livrent au libertinage de bonne heure, la
menstruation (c'est-à-dire l'ovulation) n'est pas plus
précoce chez elles que chez les jeunes filles honnêtes.

Les âges que le législateur a établis pour la nubilité chez l'homme et chez la femme sont des limites
inférieures, qui, de nos jours, représentent rarement
l'époque qui convient pour le mariage. Cette époque
est subordonnée à la *constitution*, au *tempérament*
et enfin à l'état actuel de la santé de l'individu.

En favorisant trop tôt l'union des sexes, on risque
d'épuiser les facultés génératrices chez l'un et chez
l'autre conjoints et de les conduire à une impuissance prématurée. Enfin, les conditions de la vie
sociale reculent encore l'époque du mariage, et ce
retard semble devenir à chaque siècle plus considérable, vu les difficultés que l'homme éprouve à se
créer une position lui permettant de se donner une
famille. Ainsi la statistique prouve que, dans le
siècle dernier, l'âge moyen des individus qui s'en-
gageaient dans les liens du mariage était, à Paris,
de vingt-neuf ans pour les hommes et de vingt-
quatre ans pour les femmes. De 1857 à 1860 cet âge

a été, toujours pour Paris, de trente et un an dix mois pour les hommes, et vingt-sept ans pour les femmes.

CHAPITRE II

DE LA DURÉE ET DE L'ÉVOLUTION DES FONCTIONS GÉNITALES APRÈS LA PUBERTÉ

A. — *Chez l'homme*

Il est presque impossible de *fixer la durée des fonctions génitales* chez l'homme : on trouve sous ce rapport les variétés individuelles les plus considérables, selon les tempéraments, les pays, le genre de vie, l'abus ou l'usage modéré des plaisirs vénériens. Ici la nature ne fixe pas, comme chez la femme, des limites précises à l'activité des organes générateurs. Ce que nous disons ici s'applique surtout à la *puissance virile*, c'est-à-dire à la faculté d'entrer en érection, de pratiquer le coït et d'éjaculer un liquide d'apparence spermatique. Sous ce rapport on peut dire que chez l'homme qui a usé avec réserve de ce que lui permettait la nature, il n'y a pas d'autres limites que celles qui proviennent des circonstances extérieures ou des maladies qui affaiblissent et ruinent la constitution.

Mais en est-il de même de la faculté de produire un sperme réellement actif, c'est-à-dire renfermant des spermatozoïdes? Nous avons sur ce sujet, qui est le véritable nœud de la question, des renseignements relativement plus positifs. Plusieurs médecins se sont livrés à l'étude du sperme des vieillards, et notamment un médecin militaire, le docteur Dieu [1], aide-major aux Invalides, qui a eu le soin d'examiner le contenu des vésicules séminales à l'autopsie de tous les vétérans morts pendant son séjour au milieu d'eux. De ses recherches on peut conclure que, chez la moitié des vieillards de soixante à quatre-vingts ans, on trouve des spermatozoïdes : le vieillard le plus avancé en âge, chez lequel aient été rencontrés des filaments spermatiques, n'avait pas moins de quatre-vingt-six ans. Il n'est guère probable qu'on puisse en rencontrer dans un âge plus avancé.

Nous voyons donc combien sont considérables les limites dans lesquelles l'homme peut exercer sa puissance virile et sa faculté fécondatrice : elles comprennent l'adolescence, l'âge mûr et une bonne partie de la vieillesse.

---

[1] Dieu, Recherches sur le sperme des vieillards (*Journal de l'anatomie et de la physiologie de l'homme et des animaux*. 1867).

Les facultés viriles pendant ce long laps de temps se montrent à des degrés très-divers, selon les individus et selon les circonstances : la sécrétion spermatique est continue, mais elle est activée par de nombreuses circonstances, qui font naître les désirs vénériens. Il paraîtrait même, d'après les recherches de quelques médecins, que chez les individus d'une continence parfaite, la sécrétion spermatique pourrait s'arrêter ; mais le testicule n'en resterait pas moins apte à rentrer en activité dès que les excitations érotiques recommenceraient à faire sentir leur influence.

La fréquence avec laquelle l'homme, lorsqu'il est en pleine possession de ses facultés viriles, peut répéter le coït, est également très-variable selon les individus ; ce qui est un excès considérable et un abus pour l'un, n'est souvent que l'usage normal pour l'autre, et sous ce rapport il est même difficile de donner des conseils, que chacun puisera avec plus de sûreté dans le sentiment de sa propre force, que doit toujours tempérer une sage réserve.

Nous devons seulement rappeler que le meilleur, et même le seul moyen de jouir longtemps des fonctions génitales est de mettre dans leur exercice une grande modération, dont il est cependant presque impossible de faire sentir la nécessité aux jeunes gens. Et ici ce n'est pas tant contre l'usage journa--

lier et périodique des plaisirs vénériens que nous nous élevons, mais contre les excès intempestifs, qui, sous l'influence d'une excitation intense, d'une violente passion, amènent les adolescents et trop souvent même les vieillards, à multiplier coup sur coup leurs assauts amoureux et à prodiguer en une seule nuit ce qu'ils auraient dû répandre avec parcimonie dans l'espace de plusieurs semaines.

Si les conseils du médecin et du sage sont impuissants à inspirer la modération, peut-être prêtera-t-on une oreille plus attentive au charmant poëte qui a si gracieusement rimé l'*Art d'aimer*. Voici ce que nous dit J. Bernard, surnommé Gentil Bernard :

> Mais redoutez, possesseur trop heureux,
> L'excès fatal du tribut amoureux.
> Qu'un salamandre en ses premiers vertiges
> Tombe épuisé pour conter ses prodiges :
> Un sage athlète, au combat plus certain,
> Retrouve au soir ses forces du matin.
> Silène a bu; mais la soif qui lui reste
> Surnage encor sur sa coupe céleste.
> Aimons ainsi; l'amour doit avec soin
> Laisser grossir le torrent du besoin...

Il ne faut pas, du reste, se laisser abuser par les signes d'une vigueur factice et chercher une excuse dans l'urgence de besoins, qui, par leur intensité même, indiquent plutôt un état maladif qu'un excès de force et de vie.

La fréquence des érections est souvent un symptôme d'état morbide, de maladies inflammatoires des centres nerveux, de la moelle épinière, ou le résultat d'une excitation cérébrale morbide, produite par des lectures érotiques, par la préoccupation constante d'objets, d'images et d'idées lascives. Ces divers états, désignés sous le nom de *priapisme* (érection continuelle et douloureuse de la verge), de *satyriasis* (désir insatiable du coït), et d'*érotomanie* (mélancolie amoureuse), doivent être traités par des moyens médicaux et hygiéniques dont nous parlerons plus loin, et non par la satisfaction des désirs qu'ils inspirent.

Nous ne pouvons mieux faire que de reproduire à ce sujet les paroles du grand praticien Trousseau : « Si, chez les oiseaux, si, chez quelques mammifères, le bélier, le taureau, le cerf, la rapidité du coït et la faculté de le répéter à de courts intervalles est un fait normal, chez l'homme il n'en est pas ainsi; s'il est accompli trop rapidement, c'est un signe de mauvais augure. Il ne peut, dans l'état normal, être accompli coup sur coup, et quand un malade se vante de pouvoir se livrer à cet acte jusqu'à huit ou neuf fois dans les vingt-quatre heures, cette fausse apparence de virilité exagérée est un état morbide qui se lie à une excitation de la moelle, cause des pertes séminales involontaires ou de l'incontinence d'urine. »

Les conséquences de l'abus vénérien deviennent encore plus terribles, lorsque ces abus sont produits en trompant la nature, par l'*onanisme*, la *masturbation*. Tout le monde connaît le triste tableau que Tissot[1] et plus récemment le docteur H. Fournier[2] ont tracé des malheureux prématurément épuisés par ce vice, l'un des plus terribles agents de destruction de la santé.

La continence, d'autre part, n'est pas toujours sans dangers, ou pour mieux dire sans inconvénients, lorsqu'elle est rigoureusement observée par un homme que son tempérament et ses forces porteraient naturellement vers l'exercice des fonctions génésiques. Arrivé à la maturité procréative, l'homme, ainsi que le dit le docteur A. Mayer[3], est attiré vers la femme par un penchant irrésistible. Toutes ses aspirations semblent alors converger vers ce but. « C'est une crise véritable de l'esprit et du corps, crise dont le mariage est la

---

[1] Tissot, *De l'Onanisme ; dissertation sur les maladies produites par la masturbation.*

[2] H. Fournier, *De l'Onanisme, causes, dangers et inconvénients pour les individus, la famille et la société, remèdes.* Paris, 1875.

[3] A. Mayer, *Des rapports conjugaux.* Paris, 1874. 6ᵉ édition.

solution la plus naturelle et la plus morale, en même temps qu'elle est la plus favorable à la société et à l'individu. Si la copulation n'est pas absolument indispensable à l'entretien de la santé, du moins elle exalte la vie et constitue un besoin réel pour l'homme et même pour la femme, qui n'acquiert souvent la plénitude des charmes physiques qu'après le mariage. Nos connaissances en physiologie ne nous permettent pas de croire que, chez l'homme, *la résorption de la semence et son retour dans le sang* seraient des conditions favorables pour imprimer de la vigueur à ses muscles et de la lucidité à son intelligence : c'est dans cette idée qu'autrefois les athlètes, pour conserver leur force, et aujourd'hui encore des penseurs, pour ne point éteindre leur génie, se condamnent à la continence [1]. »

« Il n'y a que l'abus et non l'usage modéré et phy-

---

[1] Il est intéressant de demander à la physiologie comparée quelques notions sur la fréquence normale du coït.

« La fréquence est presque toujours en raison inverse de la durée, dit Burdach [*]. Les papillons diurnes restent unis fort peu de temps, mais répètent souvent l'acte, tandis que l'accouplement est long chez les Coléoptères, qui ne l'accomplissent qu'une seule fois. La femelle de l'élan s'accouple deux à trois fois dans l'espace d'une heure, et la vache quatre à six. Le coq répète l'acte jusqu'à cinquante fois par jour ; le moineau, la bergeronnette, etc , jusqu'à vingt fois par heure...

« Dans l'espèce humaine, l'accouplement normal se réitère en général deux fois par semaine. Un intervalle de huit jours avait été prescrit par Mahomet, de neuf par Zoroastre, de dix par Solon. »

[*] *Traité de physiologie*, par BURDACH, traduction de J. JOURDAN, t. II, p. 167.

siologique du commerce des femmes qui puisse porter une atteinte fatale à l'énergie physique et intellectuelle. L'accumulation dans les organes sécréteurs des matériaux de la génération peut constituer parfois un véritable danger : elle produit un état de sensibilité et de surexcitation extrême du système nerveux. »

Il est vrai que, dans ces circonstances, la nature suscite des *pollutions nocturnes* par lesquelles elle se débarrasse du trop plein des testicules et des vésicules séminales. Mais cette évacuation spontanée constitue elle-même un danger, et ne peut être considérée comme une fonction physiologique.

Chez celui dont le tempérament est ardent, dont l'esprit est involontairement porté à caresser des idées lubriques, chez lequel les rêves fréquents traduisent un besoin impérieux, chez celui-ci les pollutions nocturnes deviendront de plus en plus nombreuses et abondantes, elles dégénèreront même en pollutions diurnes, et seront dès lors la cause d'un dépérissement rapide [1].

Chez l'homme plus froid, qui a su concentrer son esprit sur des objets sérieux, sur des études abstraites, les pollutions nocturnes, plus rares, ne seront qu'un moyen par lequel l'organisme s'exonère du

[1] LALLEMAND, *Des pertes séminales involontaires.* Paris, 1836-1842.

superflu et se maintient en liberté, mais qui fait toujours une fâcheuse impression sur l'état moral.

« C'est avec peine, dit Diday [1], qu'on voit élever au rang de fonction naturelle, ces pertes séminales dont tout homme a honte et dégoût, qu'on se re-proche presque, quoique involontaires, qui laissent toujours après elles un profond et durable senti-ment de tristesse. Comparez cet état moral à la joie pure, à l'orgueil instinctif qui suit, malgré la douce mélancolie des premiers instants, la libre et pleine possession de l'objet aimé, et dites si, après comme avant, la nature ne nous a pas désigné assez clairement ce qui lui plaît et ce qui la violente. »

La prédominance de la folie chez les célibataires a été soutenue par Girard de Cailleux, Dagonet [2], Griesinger, Parchappe, etc. Cette opinion est fort discutable. Les célibataires sont loin de se priver des plaisirs de l'amour, et il faut chercher ailleurs les causes du grand nombre d'aliénés célibataires. Verga [3] fait remarquer en effet que la disposition à la folie a coutume de se manifester chez les enfants

---

[1] DIDAY, Considérations physiologiques sur le célibat religieux (Gazette médicale de Paris, 1854).

[2] DAGONET, Traité élémentaire et pratique des maladies mentales. Paris, 1862 ; — MARCÉ, Traité pratique des maladies mentales. Paris, 1862.

[3] A. VERGA, Le Célibat prédispose-t-il à la folie (Archivio Italiano, 1869).

et les jeunes gens et leur crée des obstacles pour le mariage : les relations de cause à effet entre le célibat et la folie seraient donc renversées, car il n'est pas rare que des héréditaires ou des prédisposés, qui connaissent leur origine, ne soient détournés du mariage par cet ordre de choses. Mais il faut aussi tenir compte de ce fait que la plupart des célibataires n'ont ni la vie calme et réglée, ni les joies de la famille, et si le célibat joue un rôle dans la production des maladies mentales, c'est dans cet ordre d'influences qu'il en faut chercher la cause, et non dans le mode d'accomplissement des fonctions génitales.

Dans les circonstances d'un usage modéré et régulièrement périodique, la quantité de sperme rendue dans une éjaculation varie entre 1 et 6 grammes ; ici, du reste, nous trouvons encore de grandes variétés individuelles, et même pour un même individu, dans des circonstances diverses, les différences peuvent être comme 1 est à 8.

Le sperme émis alors est le mélange complexe de tous les produits de sécrétion des organes de l'homme, depuis les tubes séminifères jusqu'aux glandes de Cooper et de Littre. Le mélange est blanchâtre ou légèrement ambré ; il est comme mucilagineux, plus lourd que l'eau dans laquelle il nage sous forme de flocons opalescents.

Son odeur est toute particulière : c'est l'*odeur*

spermatique. Quelques fleurs (châtaignier, chanvre) émettent une odeur semblable de leurs organes mâles : sa saveur est légèrement salée. D'abord assez epais, et renfermant quelques grumeaux au moment de son émission, il ne tarde pas à se liquéfier complétement s'il n'est pas soumis à une évaporation trop rapide. Dans le cas contraire, il se dessèche et donne, sur le linge, des taches d'un aspect assez caractéristique, d'une couleur jaunâtre.

Au point de vue chimique, le sperme normal présente une réaction alcaline. Le microscope y fait facilement reconnaître les *spermatozoïdes*, son élément caractéristique et essentiel. La recherche des spermatozoïdes est même un moyen précieux de reconnaître si une tache qui affecte une apparence spermatique a été en effet produite sur le linge par le résultat d'une éjaculation. On humecte la tache, on la racle, puis on porte la matière ainsi obtenue sous le microscope ; on peut alors, dans le cas d'origine spermatique, y retrouver des spermatozoïdes intacts ou brisés, mais toujours aisément reconnaissables et très-caractéristiques. Nous n'avons pas besoin d'insister sur toute l'importance que les recherches de ce genre ont tous les jours au point de vue des *expertises médico-légales* [1].

---

[1] TARDIEU, *Étude médico-légale sur les attentats aux mœurs*, 6ᵉ édition. Paris, 1873 ; p. 118.

Le sperme d'un coït pratiqué après une longue abstinence est remarquable par sa richesse en spermatozoïdes ; il n'est pas rare d'y trouver aussi des globules du sang, qui proviennent de petites hémorrhagies des vésicules séminales. Ces hémorrhagies paraissent un fait constant, quoique difficile à expliquer, chez les personnes très-chastes ; il n'y aura donc pas lieu à concevoir aucun effroi de la coloration plus ou moins foncée que le sperme peut présenter dans ces circonstances.

Lorsqu'au contraire le coït est répété plusieurs fois de suite à un court intervalle, le produit des dernières éjaculations ne contient plus que peu ou pas de spermatozoïdes. Tout en conservant une apparence parfaitement spermatique, en même temps qu'il est moins abondant, il ne se compose presque plus que des liquides sécrétés par les vésicules séminales, les glandes de la prostate, les glandes de Cooper et de Littre.

B. — Chez la femme

La *durée des fonctions génitales* est beaucoup plus nettement et plus étroitement circonscrite chez la femme que chez l'homme.

Elle commence avec les premières menstruations et cesse avec les dernières, vers l'âge de quarante-cinq à quarante-six ans, en moyenne. Nous savons en effet que, sans menstruation, il n'y a plus d'*ovulation*, c'est-à-dire plus de production d'ovule capable d'être fécondé et de se développer en un nouvel être.

Pendant cette période, toute la santé, toute la vie de la femme a pour base la régularité de la menstruation ; cette fonction a la plus grande influence sur son caractère, sur son système nerveux, sur ses maladies. La suppression des règles l'avertit de la probabilité d'une grossesse, etc.; étudier la *menstruation* c'est étudier la femme pendant la période où elle est en pleine possession de ses facultés géni-tales.

Nous avons vu quels phénomènes président à l'établissement de la *première menstruation* (p. 80) et quelles circonstances pouvait en hâter ou en retarder l'apparition. Ce sont à peu près les mêmes qui président à son retour périodique et exercent une certaine influence sur la durée de l'intervalle inter-menstruel et sur l'abondance de l'écoulement. En effet, les règles reviennent plus souvent dans les pays chauds que dans les pays froids. Faut-il croire cependant que les Laponnes ne soient menstruées qu'une seule fois dans l'année ? En général, dans nos pays, la menstruation se reproduit tous les mois; mais cet intervalle de temps n'est pas fixé d'une manière mathématique. La plupart des femmes ont une période intermenstruelle un peu plus courte; selon leur propre expression, elles *avancent*, c'est-à-dire que leurs menstrues se montrent tous les vingt-quatre ou vingt-cinq jours. Il n'est pas rare non plus qu'elles *retardent*. Dans le premier cas, il y aura treize menstruations en une année; dans le second, il pourra n'y en avoir que neuf.

Nous disions, quelques lignes plus haut, que la période intermenstruelle n'est pas fixée d'une manière mathématique, parce que nous voulions nous élever de toutes nos forces contre l'opinion qui attribue la périodicité des menstrues à une influence lunaire. Certes, si une idée doit être adoptée parce qu'elle remonte à une haute antiquité, parce qu'elle a été partagée par de grands philosophes, et parce qu'elle est encore universellement répandue dans les masses, nulle théorie ne mériterait plus de confiance que celle qui place l'apparition des règles dans le premier quartier de la lune. Il nous suffira, pour la combattre, de dire qu'il n'y a pas de jour du mois où les règles ne puissent apparaître chez la femme, et nous ne nous serions pas même arrêté sur cette opinion, si elle n'était encore partagée par quelques médecins; les divergences même qu'on rencontre entre eux à ce sujet prouvent combien peu de valeur doit être accordée à cette manière de voir, car, tandis que les uns croient le retour des règles fatalement lié au premier quartier, les autres le placent dans le dernier quartier de la lune, etc.

Nous avons déjà parlé précédemment (p. 83) de la *durée* et de l'*abondance des règles*. Ajoutons que, chez les femmes qui vivent dans une chasteté absolue, loin de toute excitation érotique, les règles finissent parfois par devenir si peu abondantes qu'elles produisent à peine quelques taches sur le linge; au contraire, chez les femmes adonnées au libertinage ou à la prostitution, ce flux devient, le plus souvent, extrêmement abondant et dure parfois dix à quinze jours. La moitié de leur existence est une longue menstruation [1].

La menstruation est si essentielle à la santé de la femme, qu'il faut rechercher avec soin les causes qui peuvent l'arrêter d'une façon plus ou moins subite, et les moyens dont dispose la médecine pour en favoriser le rétablissement.

On nomme *dysménorrhée* la menstruation difficile et douloureuse ; lorsque ces difficultés sont telles que la menstruation est nulle, on a alors ce qu'on appelle l'*aménorrhée*.

La *dysménorrhée* représente trop souvent un

---

[1] Voy. RACIBORSKI, *Traité de la menstruation : ses rapports avec l'ovulation, la fécondation, l'hygiène de la puberté et de l'âge critique*. Paris, 1868.

état habituel et en quelque sorte constitutionnel chez quelques femmes d'un tempérament lymphatique. Elle est caractérisée par des douleurs dans le bassin, par des tiraillements, un sentiment de tension, de chaleur incommode dans le vagin, de la pesanteur dans les lombes, les cuisses, les aines ; les seins sont sensibles et gonflés ; l'estomac douloureux, les digestions difficiles ; il y a parfois des accidents convulsifs et hystériformes. Tous ces phénomènes disparaissent dès que le flux menstruel prend son cours, naturellement ou sous l'influence d'une médication appropriée.

Parfois, l'écoulement sanguin n'apparaissant pas au niveau des organes génitaux, le *molimen menstruel* est cependant si énergique que des ruptures vasculaires se produisent en d'autres régions et y amènent des hémorrhagies.

Si l'on cherche dans les auteurs les observations recueillies sur ces *déviations des règles*, on trouve qu'elles peuvent avoir lieu dans presque toutes les parties du corps. M. Courty, de Montpellier, a dressé à cet égard un tableau qui montre que, sur deux cent cas, la menstruation s'est faite : par le cuir chevelu, 6 fois ; par le conduit auditif externe, 6 fois ; par les yeux et les paupières, 10 fois ; par la muqueuse des fosses nasales, 18 fois ; par la muqueuse des gencives, 10 fois ; par les glandes salivaires de la muqueuse buccale, 4 fois ; par la muqueuse bronchique, 24 fois; par l'estomac (vomissements), 32 fois; par les mamelles, 25 fois ; par les aisselles (sueur sanguinolente), 10 fois ; par l'ombilic, 5 fois ; par les reins (urines sanglantes), 8 fois ; par les intestins et les hémorrhoïdes, 10 fois ; par les mains et les doigts, 7 fois.

Ainsi, les poumons, l'estomac, les mamelles et la muqueuse nasale sont le siége le plus fréquent de cette anomalie. Tout le monde sait aussi qu'un grand nombre de jeunes filles, non réglées ou mal réglées, et certaines femmes grosses voient la menstruation suppléée en partie par des sueurs, un écoulement abondant de salive ou des flueurs blanches [1].

Un refroidissement, une émotion subite peuvent empêcher le retour des menstrues ou en arrêter le cours ; les maladies de l'utérus ou même d'une partie quelconque des organes génitaux internes troublent la fonction menstruelle, et souvent alors l'hémorrhagie physiologique est remplacée par une véritable *perte sanguine* qui n'a plus aucun rapport avec le fonctionnement ovarique. C'est ce qui s'observe surtout dans les cas de polypes, de cancer de l'utérus, etc.

---

[1] Decaisne, *Gazette des hôpitaux*, janvier, 1871, p. 3.

Il nous est impossible de nous étendre ici sur ces sujets qui sont du ressort de la médecine proprement dite [1]. Nous devons nous borner à étudier les fonctions physiologiques de la femme. Ajoutons cependant que, lorsqu'une maladie aiguë fébrile se déclare pendant l'écoulement des règles, celles-ci se suppriment immédiatement. Au contraire, lorsqu'une maladie se déclare dans l'intervalle de deux époques menstruelles et que la fièvre persiste encore au moment où doivent apparaître les règles, celles-ci se montrent en effet, et même elles se montrent plus tôt et plus abondantes; elles continuent à affecter, pendant la durée de la maladie, si celle-ci est très-longue, une périodicité plus courte. Du moins ce sont là les cas les plus généraux, mais il faut s'attendre à de nombreuses exceptions. Enfin, lorsque s'établit la convalescence, les règles deviennent plus rares et finissent par disparaître tout à fait. Ce n'est qu'après quelques mois d'aménorrhée que survient un flux menstruel parfaitement normal, montrant que la femme a recouvré, avec la santé, la plénitude de ses facultés génitales.

Il semble enfin que pendant la période menstruelle la femme soit plus sensible à toutes les

---

[1] Voyez FLEETWOOD CHURCHILL, *Traité pratique des maladies des femmes*. Traduit de l'anglais, 2ᵉ édition, Paris, 1874.

causes extérieures de maladie, de même que son
caractère est plus impressionnable à tous les sujets
de chagrin ou de simple contrariété. La femme exige
donc à cette époque des ménagements de toutes
sortes, tant au point de vue moral qu'au point de
vue physique. Non-seulement elle doit éviter toute
imprudence, mais, si elle est déjà souffrante et malade, elle doit apporter une certaine réserve dans
l'usage de médications qui seraient alors intempes-
tives. On a peut-être un peu exagéré l'impressionnabilité de la femme sous l'influence du molimen
menstruel, mais il n'en existe pas moins dans la
science des cas bien constatés, où, par exemple, une
saignée pratiquée dans ces circonstances a amené
les accidents les plus funestes et les plus inatten-
dus.

Les troubles de la menstruation, les lésions des
organes génitaux internes ont un tel retentissement
sur les facultés affectives et intellectuelles de la
femme, que quelques médecins ont voulu voir dans
ces troubles la principale cause des désordres cérébraux. Dans la moitié ou les deux tiers des autopsies
de femmes mortes dans les asiles d'aliénés, on trouve,
à l'examen des organes génitaux internes, une dé-
viation plus ou moins appréciable de l'état normal.
Il ne s'en suit pas nécessairement qu'il y ait un
rapport constant entre les affections utérines et

l'aliénation mentale, et ces deux genres d'affections peuvent coexister avec une complète indépendance. Mais il n'en est pas moins vrai que, le plus ordinairement chez la femme aliénée, les maladies des organes de la génération ont un retentissement plus ou moins marqué sur le système nerveux, et interviennent pour provoquer des sensations anomales et imprimer au délire des caractères particuliers. Il est encore avéré que ces mêmes troubles organiques ou fonctionnels peuvent constituer le premier anneau d'une chaîne névropathique qui aboutit au dérangement des facultés intellectuelles.

La médecine n'est pas entièrement désarmée contre les troubles menstruels et surtout contre la cessation ou la difficulté des règles : les moyens dont elle peut disposer dans ce sens portent le nom de *médication emménagogue*. Comme la dysménorrhée tient le plus souvent à une sorte de faiblesse et d'apathie qui empêche l'organisme d'entrer dans l'état d'éréthisme que nécessite le travail ovarique, la meilleure médication est celle qui insiste sur des excitants généraux, comme l'exercice, le grand air, et les médications qui activent la circulation, tels que boissons chaudes, bains chauds, bains de pied, etc., etc.; ceux qui activent la nutrition : les toniques, le fer, le quinquina. Quelques médicaments portent plus directement.leur action sur l'appareil génital interne : telles sont les préparations d'absinthe, d'armoise, de sabine, de rue, de safran, etc., etc.

Il nous reste à étudier la menstruation de la femme dans ses rapports avec l'*usage de ses facultés génitales*.

Du jour où la jeune fille a vu apparaître ses menstrues, elle est devenue d'un tout autre caractère ; en elle se sont réveillés tous les instincts de la femme. Devenue coquette, elle attache une importance toute particulière aux soins qu'elle doit donner à sa personne. Elle semble fuir et rechercher tour à tour la compagnie de l'autre sexe. Une inquiétude vague, parfois un certain sentiment de pesanteur dans le bas-ventre, la congestion génitale à laquelle elle est désormais périodiquement soumise, la facilité avec laquelle le clitoris entre alors en érection, tout lui fait soupçonner les fonctions nouvelles auxquelles elle est appelée et désirer l'accomplissement de l'acte aux mystères duquel l'homme doit l'initier.

Le *premier coït* est toujours difficile et douloureux pour la femme. Nous avons vu précédemment (p. 57) les diverses dispositions que peut affecter la membrane hymen, laquelle forme parfois un diaphragme presque complet à l'entrée du vagin. Or le membre viril ne peut pénétrer sans déchirer cet obstacle (voyez p. 58) ; il en résulte une lutte douloureuse et une *légère effusion de sang*. Souvent les autres parties de la vulve sont légèrement froissées et l'ensemble des organes génitaux externes reste douloureux pendant quelques jours, surtout lorsque de nouvelles approches sont tentées.

Nous avons vu (p. 58) que les lambeaux de l'hymen, déchiré dans ce premier coït, forment, en se rétractant, les *caroncules myrtiformes*. Cependant quelques auteurs, et en particulier M. Puech (de Nîmes), bien connu par ses travaux sur les organes de la femme, ont, dans ces derniers temps, attribué la production des caroncules myrtiformes non au premier coït, mais au premier accouchement. Nous avouons ne pas bien comprendre toutes les raisons données par ce savant à l'appui de sa manière de voir [1].

Nous avons vu aussi (p. 58) que, dans des cas exceptionnels, la membrane hymen était absente, sans que pour cela la virginité de la jeune fille eût reçu aucune atteinte. On ne saurait donc regarder l'effusion de sang au premier coït comme un témoignage indispensable de virginité, et nous ne saurions approuver les individus qui exigent ces preuves sanglantes, et qui, en leur absence, sont persuadés qu'ils ont épousé une fille déjà déflorée.

---

[1] Puech, *Gazette de Joulin*, 1874, n° 10.

« La folie de presque tous les maris, dit Dionis, est de vouloir trouver de la difficulté dans les pre mières approches; c'est une espèce de triomphe pour eux de s'imaginer d'avoir forcé cette prétendue barrière, et plus ils y ont de peine, plus ils sont persuadés de la sagesse de leur femme.

« Un jeune homme marié depuis huit jours me vint trouver; il avait un paraphymosis [1]; sa verge était extraordinairement enflée et le gland prêt à tomber en gangrène. Il s'imaginait que c'était quelque mal vénérien que sa femme lui avait donné; je lui dis qu'au contraire c'était une preuve convaincante que sa femme avait son pucelage, et que, n'ayant pas le gland naturellement découvert, l'effort qu'il avait fait le premier jour de ses noces pour entrer dans le vagin était cause que le prépuce avait rebroussé par-dessus la couronne du gland, et fait après son resserrement une interruption aux vaisseaux qui vont du corps de la verge à sa tête. Il retourna très-content de ma réponse qui l'assurait de la vertu de sa femme, et peut-être fut-il fâché de n'avoir pas encore plus souffert.

« Ce malheur arrive à très-peu de personnes quand l'orifice externe de la femme est ouvert comme il le doit être naturellement; mais des faits

[1] Voy. p. 34 l'explication de ce mot.

extraordinaires ne sont point de règle, comme celui d'une dame à qui les lèvres de la matrice étaient tellement jointes que son mary ne put jamais y entrer. Il n'y avait qu'une petite ouverture dans le milieu par où l'urine et les ordinaires sortaient : il fallut avoir recours à la chirurgie et séparer en haut et en bas les deux lèvres l'une de l'autre; elle eut ensuite des enfants, et j'ai quelquefois entendu son mary dire en plaisantant que son médicin en avait trop coupé, mais aussi qu'elle en accouchait plus facilement. »

L'*impression de ce premier coït* est plus générale qu'on ne saurait le croire. Les troubles momentanés qu'il apporte ne se bornent pas aux organes génitaux externes. Leur retentissement est souvent assez grand pour se faire sentir jusque vers l'ovaire et la matrice : l'écoulement menstruel est supprimé et ne se montre pas pendant quelques périodes consécutives. Ce n'est pas là la règle, mais des cas de ce genre ont été rigoureusement observés. Ils sont intéressants à connaître, car ils nous montrent que dans ces circonstances on a pu se laisser tromper et soupçonner un commencement de grossesse, et ils nous permettent de comprendre les changements que les suites immédiates et naturelles du mariage apportent souvent dans le physique et le moral de la jeune fille devenue définitivement femme et par ses organes et par l'accomplissement de ses fonctions.

Il est incontestable que l'usage modéré du coït produit chez la femme une excitation éminemment favorable à l'évolution périodique dont ses organes internes sont le siége. La menstruation devient ré-gulière ; les dysménorrhées les plus rebelles cèdent souvent devant cette excitation physiologique, et il est vulgairement connu que le mariage est le meil-leur remède aux *pâles couleurs*.

La puissance de la femme au coït ne donne pas lieu à des considérations aussi importantes que celles qui nous ont arrêtés au sujet de l'homme. La femme pouvant demeurer entièrement passive pendant cet acte, elle est apte à le répéter, ou plutôt à le laisser répéter un nombre relativement illimité de fois. Cependant, si elle y prend une part active, l'abus, tout en ne présentant pas chez elle des dangers aussi grands que dans l'autre sexe, n'est jamais sans inconvénients : il en résulte une surexcita-tion ou un épuisement du système nerveux, une fai-blesse générale, un cortége de symptômes analogues à ceux que nous avons décrits dans l'autre sexe.

Aussi la masturbation est-elle ici également fu-neste, et le tableau que Tissot et H. Fournier [1] ont

---

[1] H. Fournier, *De l'Onanisme*. Paris, 1875.

tracé de l'onanisme chez la femme n'est pas moins effrayant que le tableau de cette habitude vicieuse chez l'homme.

Mais en général, du moins dans nos climats, les femmes sont plutôt caractérisées par une indifférence relative que par une recherche exagérée du plaisir génésique brutal. *Elles ont peu de tempérament.* Ce n'est pas à dire qu'on ne rencontre des Messalines, mais, parmi celles qui se livrent à la débauche, le plus grand nombre cède moins aux désirs impérieux de l'instinct génital qu'à des besoins d'un tout autre ordre ; besoins artificiels, créés par la civilisation, et que font naître la coquetterie, la lecture des romans, souvent aussi les conditions déplorables d'existence [1].

La copulation peut-elle être pratiquée pendant la durée de l'hémorrhagie menstruelle ? C'est là une question que les lois religieuses avaient autrefois tranchée d'une façon complétement négative, comme le témoignent les *lois de pureté* prescrites par Moïse [2], et les préceptes du Talmud.

Si nous nous plaçons au point de vue purement physiologique, nous ne voyons aucun argument sé-

---

[1] Voyez PARENT-DUCHATELET, *De la prostitution dans la ville de Paris.* 3ᵉ édition. Paris, 1857 ; — J. JEANNEL, *De la prostitution dans les grandes villes au dix-neuvième siècle* (p. 135, *Des causes de la prostitution*). Paris, 1874.

[2] *Lévitique*, chap. xx, v. 19 à 20.

rieux, en dehors des raisons de délicatesse, pour défendre les rapprochements sexuels pendant la période menstruelle ; nous savons même que cette époque peut être regardée comme favorable à la fécondation ; ou tout au moins comme précédant immédiatement les quelques jours où la femme est essentiellement apte à concevoir. Cela résulte directement de nos connaissances sur les rapports intimes de l'ovulation et de la menstruation.

Aussi les idées ont-elles singulièrement changé sur ce sujet à notre époque. Déjà, au point de vue religieux, Sanchez affirmait que la loi du Lévitique : *Qui coierit cum muliere in fluxu menstruo... interficientur ambo*, n'est qu'une prohibition qui n'oblige plus sous la loi évangélique. Mais un philosophe, et qui plus est, un grand historien de nos jours, s'est élevé avec une sainte colère contre les idées d'impureté que l'antiquité attachait à la femme pendant la durée de l'écoulement menstruel. « Nous connaissons, s'écrie Michelet, cet être sacré qui, justement en ce que le moyen âge taxait d'impureté, se trouve en réalité le saint des saints de la nature. » Et plus loin il regarde la femme comme une malade, *atteinte de la blessure d'amour qui saigne toujours en elle.*

Sans partager ce lyrisme enthousiaste, sans demander au mari de redoubler ses adorations précisément au moment où la femme paye à la nature son tribut spécial, nous devions rétablir, comme nous l'avons fait longuement dans un chapitre précédent (voyez p. 88) la signification d'un acte essentiellement physiologique.

Nous ajouterons cependant que le coït pratiqué à l'époque des règles présente un double danger : d'abord pour la femme, qui est à ce moment très-impressionnable [1] et chez laquelle l'ébranlement nerveux qui accompagne le coït peut dès lors n'être pas sans inconvénients, outre que l'acte lui-même, en froissant les parties génitales, en augmente la turgescence et peut faire dégénérer le flux menstruel en une véritable hémorrhagie ; ensuite, pour l'homme, dont les organes, dans leur contact avec un sang parfois corrompu par un long séjour au milieu du canal utéro-vaginal, peuvent contracter des inflammations, fort bénignes sans doute, mais qui n'en sont pas moins désagréables ; nous sommes déjà entré dans quelques développements à ce sujet (voyez p. 82).

---

[1] Cette impressionnabilité est telle que, d'après Raciborski, aussi bien les médecins légistes tiennent compte à la femme des modifications qui s'opèrent chez elle pendant la grossesse (voyez plus loin), aussi bien devraient-ils faire la part des changements que peuvent éprouver ses sentiments et ses penchants durant la période menstruelle : « Les femmes, dit-il, peuvent alors commettre des actes, jusqu'à un certain point indépendants de leur volonté, puisqu'elles ne jouissent pas alors complétement de leur libre arbitre. » Il y a là un peu de vérité au fond, mais aussi beaucoup d'exagération.

Quant'à l'influence pernicieuse que le coït pratiqué à l'époque des règles pourrait exercer sur les enfants conçus à ce moment, nous n'en parlerons pas, parce qu'elle nous paraît plus que douteuse : la tradition veut qu'ils naissent cachectiques, scrofuleux, rachitiques et d'une intelligence obtuse ; mais ce sont là autant de fables à l'appui desquelles on ne peut apporter un seul fait, une seule observation rigoureuse.

Ici doivent trouver place quelques considérations sur l'hygiène des parties génitales de la femme. Non pas que nous nous proposions de donner ces mille recettes qu'affiche un charlatanisme honteux ; nous voulons au contraire les interdire à la femme, et lui faire comprendre qu'ici, comme dans les soins du visage et des mains, ce n'est pas sans inconvénient qu'elle aura recours à des compositions plus ou moins mystérieuses, qui, si elles sont actives, doivent leur efficacité temporaire à quelque agent chimique énergique, toujours nuisible à la longue, surtout dans les parties où la peau est fine et délicate.

Nous voulons lui dire, avec Menville de Ponsan [1], que le seul liquide qu'elle doive employer pour sa toilette la plus intime, c'est l'eau fraîche, qu'elle fera seulement un peu tiédir dans la plus froide

____

[1] MENVILLE DE PONSAN, *Histoire médicale et philosophique de la femme.* Paris, 1858.

saison. L'eau trop froide peut déterminer l'inflammation de la muqueuse vagino-utérine, et par conséquent des écoulements blancs, tandis que par contre l'usage trop fréquent de l'eau tiède, par exemple en été, a l'inconvénient de relâcher les organes génitaux et de les disposer aux hémorrhagies.

L'auteur que nous avons cité quelques lignes plus haut, s'élève avec raison contre les ablutions trop souvent répétées, dans un but moins de propreté exquise que de coquetterie outrée et de raffinement voluptueux. En effet, lors même que les injections fréquentes seraient sans inconvénient pour la femme elle-même, on peut dire qu'elles nuisent essentiellement à la reproduction de l'espèce. Il est facile de le comprendre en se reportant à ce que nous avons dit précédemment (p. 19) de l'action de l'eau sur la vitalité et les mouvements des spermatozoïdes.

Aussi la reproduction est-elle singulièrement ralentie dans les conditions où le luxe et les soins du corps sont portés à l'excès. Si la courtisane est moins féconde que la femme chaste, la cause en est dans ces soins minutieux et indiscrets qui précèdent et suivent chaque acte sexuel.

Certaines pratiques encore, qui tiennent à la propreté, ne sont pas toujours d'accord avec la santé.

Pendant la menstruation les femmes se garnissent ordinairement : or, cette précaution, selon la manière dont elle est prise, peut n'être pas sans inconvénients. Il est prudent de ne point se serrer, de ne pas appliquer trop fortement ces linges, comme le font beaucoup de femmes. Il conviendrait de se garnir avec des pièces de linge simplement suspendues ou très-lâchement fixées.

Nous ne dirons que quelques mots des pratiques absurdes et souvent barbares que l'on a employées, même chez des peuples civilisés, pour mettre obstacle aux fonctions génitales ou pour les supprimer, soit dans un but religieux, soit pour satisfaire une basse jalousie, ou enfin pour obtenir dans d'autres organes, dans la voix par exemple, des modifications qui accompagnent la perte de la virilité.

L'infibulation se pratique en perforant de part en part soit le prépuce de l'homme, soit les grandes lèvres de la femme : on passe alors dans ces parties un anneau ou un cadenas, de manière à opposer à tout coït un obstacle permanent ou temporaire. Il existait autrefois des compagnies de moines infibulés.

Au moyen âge, surtout en Italie, des maris jaloux ont appliqué à leur femme un procédé moins barbare mais aussi injurieux à leur vertu : nous voulons parler des brayers à cadenas, des *ceintures de chasteté*. Aujourd'hui encore, mais cette fois dans un but légitime, on a parfois recours à une *ceinture* pour combattre l'*onanisme* chez les garçons et chez les filles. Les organes génitaux externes sont alors emprisonnés dans une cuirasse métallique dorée à l'intérieur et percée de trous pour laisser passer l'urine.

La *castration* consiste dans l'ablation des testi-cules : elle a pour but de supprimer la fonction spermatique, et par suite toute l'évolution génitale dont le testicule est le point de départ. Les malheu-reux qui ont subi cette opération dès l'enfance ont les organes génitaux (verge) flétris et atrophiés. Ils n'éprouvent aucun des changements caractéristi-ques de la puberté et se rapprochent imparfaitement de la femme, par l'aspect physique, par les côtés faibles du moral, et par la voix, qui reste aiguë (voyez p. 132). Vers le onzième siècle la castration fut introduite en Italie et particulièrement dans les États Romains, pour obtenir une espèce particulière de chanteurs, les *castrats* [2].

L'art vétérinaire possède des opérations régu-

---

[1] Il paraît d'ailleurs que cette tradition s'est perpétuée à Rome jus-qu'à nos jours. Un compositeur distingué raconte que, dans son en-fance, sa belle voix fit courir à ses organes génitaux les plus graves dangers. Il ne dut son salut qu'à l'énergique intervention de Rossini, à qui il a voué, pour ce fait, une reconnaissance éternelle [*].

[*] Dr JACQUE, *Union médicale*, n° 6, 1864.

lières pour la castration des animaux : l'*engraisse-ment* est alors plus facilement obtenu ; telle est la principale raison qui fait faire les *chapons*, les *moutons*, etc.

Les *castrats* ou *eunuques* que produisent les Orientaux, pour leur confier plus tard la garde du sérail, subissent d'ordinaire une mutilation plus complète : on leur ampute toute une partie de la verge : le moindre simulacre d'érection devient ainsi impossible ; sans quoi la sécurité des maîtres ne serait pas absolue, comme le font entendre Juvénal et Brantôme à l'égard de quelques dames romaines et françaises :

Quas eunuchi imbelles ac mollia semper
Oscula delectant...

En chirurgie, la *castration*, comme opération réglée, n'est justifiée que par la nécessité d'enlever un organe dont la conservation expose le malade à la mort : telles sont différentes tumeurs malignes qui peuvent atteindre la substance du testicule.

L'art vétérinaire possède aussi des opérations régulières pour la *castration des femelles* (ablation des ovaires) de certains animaux ; mais, chez la femme, l'ablation des ovaires entraîne de grands dangers, et ce n'est que dans ces dernières années que l'*ovariotomie*, justifiée pour des lésions incurables par tout autre moyen, a enregistré de nombreux succès (voyez p. 86).

Nous parlerons ailleurs de la *clitoridectomie*, opération récemment tentée dans un but thérapeutique et dont la légitimité est encore à démontrer.

CHAPITRE III

DE LA CESSATION DES FONCTIONS GÉNITALES.
VIEILLESSE

a. — Nous avons déjà dit (p. 137) qu'au point de vue des fonctions génitales il est difficile de dire à quel âge commence pour l'homme la vieillesse, c'est-à-dire l'*impuissance* et la *stérilité*.

Les variétés individuelles sont ici trop nombreuses pour qu'il soit possible de tracer une limite même générale.

Cependant, vers l'âge de soixante-cinq ans ou plus tard, les facultés procréatrices commencent à décroître ; le plus souvent elles sont dès lors plongées dans un sommeil, dont, malgré la possibilité de la sécrétion spermatique (voyez p. 138), elles ne se réveillent que pour donner une preuve et comme un pâle souvenir des forces perdues. Du reste, à quelques rares exceptions près, les idées érotiques n'exercent plus d'empire sur les sens, et même sur l'imagination [1]. On a remarqué depuis longtemps que, parmi tous les sens qui s'émoussent, le sens génital est le premier à donner le signal, et que le sens du goût est un des derniers à subsister. « C'est alors, dit Longet, que se montrent les gastronomes; c'est, qu'en effet, la gourmandise survit à la perte de tous les penchants, de tous les sentiments, de tous les plaisirs ; c'est souvent la seule jouissance physique de l'homme dans la vieillesse. »

Cependant s'il est difficile de poser, au point de vue de l'*âge*, des limites à la *puissance sexuelle de l'homme*, s'il faut prendre surtout en considération la constitution propre à chaque individu et la dépense qu'il a faite antérieurement de ses forces génitales, c'est ici surtout le lieu de rappeler les principes que nous avons énoncés plus haut sur l'usage modéré du commerce sexuel. Celui qui désire vivre le plus longtemps possible, doit renoncer à ce qui n'est plus en rapport avec son âge, avec son tempérament, avec ses forces [2]. L'abbé Maury disait

---

[1] A. RACIBORSKI, *Traité de la menstruation, ses rapports avec l'ovulation, la fécondation, l'hygiène de la puberté et de l'âge critique.* Paris, 1868.

[2] Voyez, sur ce sujet délicat, DONNÉ, *Hygiène des gens du monde,*

à son ami Portal : « Je tiens pour certain que, passé cinquante ans, un homme de sens doit renoncer aux plaisirs de l'amour ; chaque fois qu'il s'y livre, c'est une pelletée de terre qu'il se jette sur la tête. »

Quant à la question de la paternité à un âge avancé, après ce que nous avons dit de la composition du sperme chez le vieillard, nous ne pouvons que renvoyer le lecteur à la réponse bien connue de Corvisart.

« Un homme peut-il avoir des enfants à soixante ans ? lui demandait-on. — A soixante ans quelquefois, à soixante et dix ans toujours, » répondit le spirituel médecin.

b. — Chez la femme, au contraire, la cessation des fonctions génitales est nettement marquée et se produit à un âge déterminé avec une précision relative. C'est l'époque où *cesse la menstruation*, et à laquelle on a donné les noms d'*âge critique*, *âge climatérique*, *âge de retour*, *ménopause*.

Cet âge est en moyenne, dans nos climats, celui de quarante-cinq à quarante-six ans ; dans les pays froids il est un peu plus tardif (quarante-huit ans en Norwége) ; un peu plus précoce dans les climats chauds (trente-deux ans aux Indes).

p. 506, un chapitre écrit en latin. Paris, 1870 ; — Reveillé-Parise, *Traité de la vieillesse, hygiénique, médical et philosophique*, p. 412. Paris, 1853.

Quant aux variétés individuelles, si nous en croyons Raciborski, plus une fille est précoce dans sa puberté, plus elle sera tardive dans sa ménopause. On cite cependant des cas où la vie sexuelle de la femme a été très-courte, puisque, commencée à seize ans, elle s'est terminée à vingt-six ou vingt-huit ans. Mais, en moyenne, elle dure de la quinzième à la quarante-cinquième année, c'est-à-dire qu'elle est d'une trentaine d'années.

L'approche de la ménopause est signalée par quelques *phénomènes particuliers :* quelques mois ou quelques années à l'avance, les époques menstruelles deviennent irrégulières ; l'écoulement de moins en moins abondant, peu coloré ; parfois, au contraire, il y a des pertes relativement énormes, puis cessation complète des menstrues.

Dès ce moment la femme subit au physique et au moral un changement peut-être plus complet que celui qui avait signalé sa puberté ; d'abord il est fréquent que des personnes, qui jusque-là avaient présenté une santé délicate, une disposition toute particulière aux accidents nerveux, trouvent dans la cessation des menstrues une source toute nouvelle de santé, de forces, et, si nous pouvons ainsi nous exprimer, de résistance vitale, inespérées. Le mot *d'âge critique* doit donc ici s'entendre dans un sens favorable, et c'est du reste à tort que l'on croit généralement les femmes plus sujettes aux maladies dans le moment qui correspond chez elle au travail de la ménopause.

Ce n'est pas à dire cependant que la ménopause ne demande quelques soins particuliers et des précautions hygiéniques, parmi lesquelles l'exercice et la sobriété doivent tenir le premier rang. En effet, la disparition des règles, en supprimant un écoulement sanguin périodique, parfois très-abondant, augmente la quantité de sang contenu dans l'organisme, produit une pléthore générale, et dispose par suite aux congestions (congestions cérébrales, vertiges, accidents nerveux), et aux stases sanguines (varices, hémorrhoïdes[1]).

Les *caractères généraux de la sexualité* disparaissent rapidement : la force vient remplacer la grâce, au moral comme au physique : la femme devient homme en un mot. Le système musculaire prend un grand développement, la voix devient plus forte et plus mâle : un semblant de barbe virile vient souvent estomper et même largement ombrager la lèvre supérieure.

Mais c'est surtout du côté des *organes génitaux*

Voyez MENVILLE DE PONSAN, *Histoire médicale et philosophique de la femme*, t. II. Paris, 1858; — MAYER, *Conseils aux femmes sur l'âge critique*. Paris, 1874.

que s'accomplissent les plus grands changements : les mamelles s'affaissent ; plus tard les poils du pubis blanchissent et tombent : les différentes parties de la vulve se flétrissent, deviennent molles et flasques : le clitoris n'est plus excitable. L'orifice vaginal se rétrécit : la cavité du vagin tend elle-même à s'effacer, et les anatomistes citent des cas de femmes âgées chez lesquelles on n'a plus trouvé qu'un rudiment de vagin et d'utérus.

L'ovaire surtout subit une *atrophie* remarquable, et c'est en effet la cessation de ses fonctions qui a donné le signal du silence à tout l'appareil génital interne et externe. Il se ratatine et se présente bientôt sous la forme d'un corps tout ridé que les anatomistes ont comparé à un noyau de pêche. Cet aspect est dû aux nombreuses cicatrices, correspondant à autant de vésicules de Graaf rompues qu'il y y a eu d'ovulations pendant la période de la vie sexuelle. Nous aurions pu déjà parler de ces cicatrices, dont l'étude est très-intéressante, mais comme elles présentent certaines particularités en rapport avec les phénomènes d'évolution qui ont pu s'accomplir dans les organes de la femme, et particulièrement avec la grossesse, nous avons préféré en remettre l'étude au point où nous en sommes arrivés maintenant, c'est-à-dire presque immédiatement avant d'étudier la fécondation et la grossesse qui en est la conséquence. Ces cicatrices portent le nom de *corps jaunes* [1].

Dans les circonstances les plus nombreuses, après l'expulsion de la plus grande partie de son contenu (voyez p. 86, *ovulation)*, la vésicule de Graaf, qui a donné le signal du molimen menstruel, revient sur elle-même, et se *cicatrise*, exactement comme une petite blessure, en laissant une faible trace, *colorée en jaune* par le pigment sanguin résultant de la petite hémorrhagie qui accompagne la rupture de l'ovisac.

Mais, chose remarquable, si l'ovule qui a été expulsé lors de cette déhiscence rencontre des spermatozoïdes, s'il est fécondé, et si, arrivé dans l'utérus, il y devient le produit d'une grossese, les choses se passent alors d'une façon toute différente. Par un acte sympathique difficile à expliquer, il se produit dans l'ovaire une évolution hypertrophique à peu près parallèle à celle de l'utérus en gestation. L'ovisac qui a émis l'ovule, au lieu de se rétracter et de se cicatriser presque immédiatement, se développe d'abord au point de *doubler et de tripler de volume*. Cette *évolution hypertrophique* progresse jusqu'au sixième mois de la grossesse, reste quelque

---

[1] Voyez Raciborski, *Traité de la menstruation; ses rapports avec l'ovulation, la fécondation et l'hygiène de la puberté et de l'âge critique.* Paris, 1868.

temps stationnaire, puis est remplacée par une atrophie et une cicatrisation qui ne se terminent toutefois qu'après la grossesse, en donnant aussi une
cicatrice jaunâtre, mais beaucoup plus considérable
et beaucoup plus colorée que celle dont nous par-
lions dans le paragraphe précédent. Dans ce dernier cas, pour continuer la comparaison employée
plus haut, on a affaire à une plaie qui, au lieu de se
guérir par première intention, avec une légère cicatrice, ne se ferme qu'après avoir végété, s'être couverte de bourgeons charnus, et en laissant une cicatrice considérable et indélébile.

Dans les deux cas la cicatrice ovarique prend le
nom de *corps jaunes*; mais, dans le premier, on a
affaire à des *corps jaunes de la menstruation*, dans
le second à des *corps jaunes de la grossesse*. On
nomme aussi quelquefois les premiers *faux corps
jaunes*, et les seconds *vrais corps jaunes*, pour
marquer que ces derniers, par leur longue évolution, la grandeur et la coloration de la cicatrice,
présentent au plus haut degré les caractères qui ont
fait adopter l'expression de corps jaunes. On conçoit
facilement qu'étant donné à une autopsie les ovaires
d'une femme, on pourra, jusqu'à un certain point,
évaluer le *nombre de menstruations* qu'elle a eues
par le nombre de *faux corps jaunes* qui en sont
les traces, et le *nombre de grossesses* par celui des

vrais corps jaunes qui en sont un témoignage encore plus indélébile. La médecine légale a su mettre à profit ces précieuses acquisitions de la physiologie [1].

CHAPITRE IV

DE L'IMPUISSANCE

Nous avons déjà effleuré ou même traité complétement plusieurs des questions que comporte le titre de ce chapitre (voyez p. 114, 138, 144) ; nous pourrons donc ici être très-brefs ; mais nous devions, vu l'importance de la matière, vu surtout les nombreuses erreurs répandues sur ce sujet, et les pratiques fatales auxquelles s'abandonnent ceux qui tentent de réveiller brutalement une force momentanément éteinte, nous devions consacrer à cette étude quelques paragraphes spéciaux, où seront du reste abordées des questions que nous avons pu à peine indiquer jusqu'ici.

a — On appelle *impuissance* l'impossibilité d'accomplir l'acte sexuel, le coït : aussi ne faut-il pas

---

[1] Voyez BRIAND ET CHAUDÉ, *Manuel de médecine légale.* 9ᵉ édition, Paris, 1874.

confondre l'impuissance avec la *stérilité;* cette dernière est caractérisée par l'impossibilité de produire une fécondation ; nous avons vu par exemple plus haut (p. 126) qu'un cryptorchide n'était nullement impuissant, quoiqu'il fût la plupart du temps stérile.

L'impuissance, à son plus haut degré, se traduit par l'impossibilité d'une érection parfaite ; aussi trouve-t-on tous les échelons entre l'impuissance proprement dite et le simple affaiblissement des facultés viriles ; c'est par ces degrés que passe physiologiquement l'adulte en avançant en âge, pour arriver en définitive à l'*impuissance sénile normale*, dont l'époque, avons-nous dit, est très-variable selon les individus.

Les causes de l'impuissance sont très-diverses, et sa gravité, son caractère alarmant, sont en rapport direct avec ces causes.

1° Nous ne parlerons pas ici de l'impuissance causée par un *vice de conformation congénitale* (malformation ou absence partielle des organes ; voyez du reste sur ce sujet ce que nous avons dit en parlant des *hermaphrodites*, p. 63).

Nous ne nous arrêterons pas non plus sur les causes dues à des *accidents*, à des *pertes de parties*, à des *interventions chirurgicales*, etc. Il faudrait tout un chapitre de chirurgie pour passer en revue les causes de ce genre capables de porter atteinte à la puissance virile.

Notons cependant, puisque nous parlons des lésions chirurgicales de l'appareil érectile de l'homme, notons en passant que cet appareil (la verge) est plus gravement atteint par les violences extérieures lorsqu'il est dans l'état d'érection.

Nous emprunterons à ce propos à M. le docteur Richet deux exemples qui rentrent bien dans notre sujet.

« Telle est, dans certains cas, dit l'éminent chirurgien de l'Hôtel-Dieu, la rigidité du pénis à l'état d'érection, qu'on l'a vu se rompre plutôt que ployer.

« Huguier a communiqué à la Société de chirurgie une curieuse observation de rupture du bulbe de l'urèthre et d'une partie des corps caverneux, survenue chez un individu qui, surexcité par l'absorption de cantharides, avait attiré brusquement sa femme sur lui...

« Je citerai à ce sujet l'observation d'une rupture incomplète des corps caverneux survenue dans les mêmes conditions chez un homme de quarante-deux ans, qui guérit, mais dont la verge, pendant l'érection, restait courbée sur la face uréthrale, comme dans la chaudepisse cordée. »

On le voit, par ces exemples, l'impuissance ne résulte pas fatalement d'accidents de ce genre.

2° En parallèle avec l'impuissance qui peut succéder à des lésions chirurgicales, nous devons placer ici celle qui s'observe après de *longues maladies;* elle résulte de l'épuisement du sujet ; presque toutes les fonctions sont alors à ce même niveau inférieur, et la puissance virile est souvent la dernière à recouvrer son énergie primitive. Ces formes ne doivent pas nous arrêter, si ce n'est pour signaler le danger d'une impatience coupable, qui, demandant à des organes languissants ce qu'ils ne peuvent encore donner, aurait pour résultat de produire une impuissance de la catégorie que nous allons examiner.

3° L'impuissance la plus fréquente est celle qui résulte d'un épuisement produit par un *abus* ou par un *usage trop prématuré ;* dans ces cas, non-seulement l'organisme entier est épuisé, mais le système nerveux qui préside aux réflexes génitaux (voyez p. 115) semble particulièrement frappé d'atonie. Cette forme est d'autant plus prononcée que les excès vénériens ont été poussés plus loin, par l'usage d'excitations artificielles, de pratiques coupables et contre nature, au moyen desquelles le sujet, voyant s'affaiblir sa virilité, jaloux de lui donner une dernière splendeur, a cherché à réveiller des organes qui auraient demandé un repos presque absolu. Il en est du sens génital comme des autres sens, comme du goût, par exemple : les mets épicés émoussent le tact des papilles linguales, et pour mettre en jeu leur sensibilité, il faut chaque jour l'éveiller par de nouveaux et de plus énergiques excitants. Le débauché qui recherche et invente tous les jours de nouveaux raffinements de volupté, deviendra bientôt insensible aux plaisirs naturels et impuissant à les goûter.

Nous ne nous étendrons pas davantage sur ce sujet : il existe assez de bons [1] et trop de mauvais livres, qui, ces derniers dans un but de réclame thérapeutique, ont tracé un tableau caractéristique de l'impuissance et de l'épuisement prématuré.

A ces malades nous conseillerons un repos génital absolu ; l'abstention pendant un long temps de toute tentative, et, s'il est possible, de toute pensée vénérienne. Pour eux, les aphrodisiaques (voyez plus loin) ne pourraient que rendre le mal plus grave et plus irrémédiable encore. Et quand leur constitution aura réparé les brèches faites par la débauche, malgré une atonie apparente de l'appareil génital, nous leur conseillerons une affection vraie, un amour partagé et non vénal, un rapprochement dans lequel le cœur aura assez de part pour retentir puissamment sur la sphère génitale et réveiller en

---

[1] Voyez ROUBAUD, *Traité de l'impuissance et de la stérilité chez l'homme et chez la femme.* 2ᵉ édition. Paris, 1872.

elle tout ce qu'elle avait d'énergie primitive pour les plaisirs naturels.

4° Une forme plus curieuse de l'impuissance est celle que nous pouvons nommer : *impuissance de cause morale*. Par un excès de timidité, qui n'est souvent que la traduction d'un excès d'amour, d'un excès de désirs longtemps contenus, un jeune homme voit ses forces subitement paralysées au moment même où il allait en faire usage, où il croyait se sentir le plus sûr d'elles. La crainte d'un insuccès devient la cause même de cet insuccès. L'imagination est seule coupable dans ce cas, et c'est là certainement une des plus curieuses circonstances où se montre l'influence du moral sur le physique.

Montaigne[1] l'avait déjà très-bien dit, à une époque où ceux qui se trouvaient arrêtés par une faiblesse de ce genre, se croyaient victimes de la sorcellerie et frappés par quelque *noueur d'aiguillette*[2].

---

[1] MONTAIGNE, *Essais*, ch. xx, De la force de l'imagination.

[2] L'impuissance *ex maleficio* est encore admise dans un livre paru en 1870, livre auquel nous avons fait déjà quelques emprunts curieux (*De Rebus venereis ad usum confessariorum*, p. 134) :

« 242. — 1° *Ex maleficio :* hujus modi causa merito adesse censetur, quando conjuges ad copulam excitantur cum extraneis, et, licet alias se diligunt, inter se tamen frigescunt... *Ubi constat de maleficio, exorcismi Ecclesiæ adhiberi quidem possunt, non tamen sine Episcopi licentia.* »

Les pages qui suivent cette citation traitent longuement : *De impotentia ex maleficio, ex frigiditate, ex improportione membri genitalis, ex mixtione sexus.*

Il en a aussi indiqué le remède tout moral, et qui consiste à rassurer l'imagination ou à la détourner vers un objet relativement indifférent : nous lui laissons un instant la parole :

« Aanasis, roy d'Egypte, espousa Laodice, très-belle fille grecque : et lui, qui se monstrait gentil compagnon partout ailleurs, se trouva court à jouir d'elle, et menaça de la tuer, estimant que ce fut quelque sorcière. Comme es choses qui consistent en fantaisie, elle le rejecta à la devotion, et ayant faict ses vœux et promesses à Vénus, il se trouva divinement remis dès la première nuit d'après ses oblations et sacrifices... »

« ... Ce malheur n'est à craindre qu'aux entreprises où notre âme se trouve oultre mesure tendue de désir et de respect, et notamment où les commodités se rencontrent improuveues et pressantes : on n'a pas moyen de se r'avoir de ce trouble. J'en sçais à qui il a servy d'y apporter le corps même, demy rassasié d'ailleurs, pour endormir l'ardeur de cette fureur, et qui, par l'aage, se trouve moins impuissant de ce qu'il est moins puissant ; et tel autre à qui il a servy aussi qu'un amy l'ayt asseuré d'estre fourni d'une contrebatterie d'enchantements certains à le préserver. »

La femme qui est sûre de ses charmes et qui a confiance dans les sentiments vrais qu'elle a inspirés, ne s'offense pas de cette faiblesse intempestive ; elle y voit plutôt une marque d'une profonde passion. Aussi Montaigne blâme-t-il celles qui prennent autrement la chose. « Elles ont tort de nous recueillir de ces contenances mineuses, querelleuses et fuyardes, qui nous esteignent en nous allumant. La bru de Pythagoras disait que la femme qui se couche avecques un homme, doibt, avecques sa cotte, laisser quand et quand la honte, et la reprendre avecques sa cotte. L'ame de l'assaillant, troublée de plusieurs diverses alarmes, se perd ayseement : et à qui l'imagination a fait une fois souffrir cette honte (et elle ne la faict souffrir qu'aux premières accointances, d'autant qu'elles sont plus ardentes et aspres, et aussi qu'en cette première cognoissance qu'on donne de soi, on craint beaucoup de faillir), ayant mal commencé, il entre en fiebvre et despit de cet accident, qui lui dure aux occasions suivantes. »

« Les mariez, ajoute-t-il, le temps étant tout leur, ne doivent ny presser, ni haster leur entreprise, s'ils ne sont prets : et vault mieux faillir indecemment à estrener la couche conjugale, pleine d'agitation et de fiebvre, attendant une et une aultre plus privée et moins alarmée, que de tomber en une perpétuelle misère pour s'estre estonné et désespéré du premier refus, etc., etc. »

Que penser après cela de la fameuse épreuve du

congrès, où des témoins étaient appelés à constater la puissance d'un mari : la mordante satire de Boileau a fait bonne justice de cette immorale et absurde pratique de nos pères.

On sait que le droit canon s'occupait *de frigidis* et de la mesure du *debitum conjugale. (Nec solum coeundi potentia sufficere videtur, sed potentia etiam semen emittendi requiritur).*

On admire, a dit Voltaire, avec quelle sagacité les canonistes et surtout des religieux, de mœurs irréprochables, ont fouillé dans les mystères de la jouissance. Il n'y a point de singularité qu'ils n'aient devinée. Ils ont discuté tous les cas où un homme pouvait être impuissant dans une situation et opérer dans une autre. Ils ont recherché tout ce que l'imagination pouvait inventer pour favoriser la nature ; et, dans l'intention d'éclaircir ce qui est permis et ce qui ne l'est pas, ils ont révélé de bonne foi tout ce qui devait être caché dans le secret des nuits [1].

Sanchez surtout a recueilli et mis au grand jour tous ces cas de conscience, que la femme la plus hardie ne confierait qu'en rougissant à la matrone la plus discrète. Il recherche attentivement :

Utrum liceat extra vas naturale semen emittere. — De altera fœmina cogitare in coitu cum

---

[1] VOLTAIRE, *Dictionnaire philosophique*, article IMPUISSANCE.

sua uxore. — Seminare consulto separatim. — Congredi cum uxore sine spe seminandi. — Impotentiæ tactibus et illecebris opitulari. — Se retrahere quando mulier seminavit. — Vergam alibi intromittere dum in vase debito semen effundat.

Nous ne pouvons indiquer les remèdes de cette impuissance de cause morale mieux que l'a fait Montaigne dans les lignes citées plus haut : l'imagination est seule atteinte, c'est sur elle qu'il faut frapper.

Parfois l'usage d'aphrodisiaques pourra donner de bons résultats en excitant directement les forces génitales et surtout en inspirant la confiance en elles.

Il faut distinguer l'impuissance de la *frigidité ;* celle-ci est caractérisée par l'absence non-seulement d'érection, mais encore de toute idée, de tout désir vénérien : une continence prolongée, des occupations intellectuelles forcées et absorbantes, l'usage des *anti-aphrodisiaques* en sont les causes principales.

Quelquefois, comme le dit Voltaire, le physique est dirigé, corrompu, c'est-à-dire affaibli par le moral ; la variété et la singularité des appétits et des dégoûts est alors prodigieuse.

« On a vu un homme qui tombait en défaillance

à la vue de ce qui donne des désirs aux autres. Un prince, héritier d'une grande monarchie, n'aimait que les pieds. On a dit qu'en Espagne ce goût avait été assez commun. Les femmes, par le soin de les cacher, avaient tourné vers eux l'imagination de plusieurs hommes.

« Cette imagination passive a produit des singularités dont le détail est à peine compréhensible.

« Souvent une femme, par son incomplaisance, repousse le goût de son mari et déroute la nature. Tel homme, qui serait un Hercule avec des facilités, devient un eunuque par des rebuts. C'est à la femme seule qu'il faut alors s'en prendre. Elle n'est pas en droit d'accuser son mari d'une impuissance dont elle est cause. Son mari peut lui dire : si vous m'aimez, vous devez me faire les caresses dont j'ai besoin pour perpétuer ma race; si vous ne m'aimez pas, pourquoi m'avez-vous épousé [1] ? »

La frigidité est relativement rare chez l'homme.

Ses remèdes consisteront d'abord dans l'éloignement des causes qui l'ont produite : les *aphrodisiaques hygiéniques* et les *aphrodisiaques proprement dits* seront ensuite employés avec succès.

b — L'impuissance chez la femme n'offre pas une étude aussi importante.

---

[1] Voltaire, *Dictionnaire philosophique*, article impuissance.

A moins qu'on ne désigne sous ce nom les cas où l'*imperforation du vagin*, le *rétrécissement* extrême de son ouverture rendent impossible l'introduction du pénis, l'impuissance, c'est-à-dire la flaccidité des organes érectiles de la femme, n'apporte aucun obstacle au coït : dans ce cas la femme est de plus en plus passive ; elle ne partage que peu les sensations voluptueuses, et elle leur enlève par cela même une partie de leur caractère enivrant; mais la fécondation n'en est pas moins possible, ainsi que nous l'avons vu précédemment (voyez p. 104).

Ainsi l'impuissance chez la femme mérite le plus souvent le nom de *frigidité*. Cette frigidité peut affecter le caractère d'une véritable *anesthésie génitale*, quoique les sentiments affectifs et même l'attrait du plaisir éveillent encore l'imagination.

« Il n'est guère de médecin, dit le professeur Fonssagrives, qui n'ait reçu sous ce rapport des confidences démonstratives...

« J'ai été consulté, il y a quelques années, par une jeune dame qui présentait un cas très-curieux d'anesthésie complète de la muqueuse vulvo-vaginale. Mariée depuis quelques semaines, et éprouvant d'ailleurs pour son mari un vif attachement, elle avait à peine conscience des rapprochements sexuels et n'éprouvait aucune sensation érotique. La conformation des organes génitaux extérieurs était parfaitement régulière. Ce cas eût été certainement de ceux qui indiquent l'emploi de l'électricité; mais la malade quitta la ville que j'habitais et je la perdis de vue. »

c. — *Aphrodisiaques et anti-aphrodisiaques.* 1° On appelle *aphrodisiaques* les médicaments capables de réveiller et l'appétit vénérien et la puissance génitale copulatrice.

Les préjugés populaires, le charlatanisme, le besoin de satisfaire des appétits déréglés ont singulièrement étendu et encombré le champ de la médication aphrodisiaque. Nous ne consacrerons que peu de lignes à ce sujet, laissant de côté toutes les fables, et nous arrêtant seulement aux faits positifs utiles à connaître.

Il faut placer en première ligne les médications générales, toniques, reconstituantes; les moyens hygiéniques : l'hydrothérapie, le quinquina, enfin l'électrisation locale, sont des moyens de ce genre auxquels on pourra s'adresser souvent avec succès, toujours sans inconvénient.

Le choix de certains aliments et de certaines boissons peut n'être pas indifférent; mais, sous ce rapport, on rencontre tant de particularités individuelles, d'idiosyncrasies, qu'il est difficile de donner des

indications précises : Venel [1] parle d'un homme
qui ne pouvait manger du riz, sans avoir des pollutions nocturnes ; évidemment c'était là une susceptibilité toute personnelle. L'influence du poisson, et,
d'une manière générale, de tous les aliments de la
mer, paraît se faire sentir sur un plus grand nombre
de personnes. La propriété érotique des truffes a été
vantée : Brillat-Savarin apporte même des faits à
l'appui, mais si chacun consulte sa propre expérience, on verra que pour plusieurs cette action est
plus que douteuse. Les mets de haut goût, les vins
généreux, les propos joyeux qui accompagnent le
plus souvent l'usage des truffes, doivent être pour
une grande part dans l'excitation qui succède d'ordinaire aux festins décrits par l'auteur de la *Physiologie du goût.*

Il en est de même du vin de Champagne et du
café. Et, du reste, il faut remarquer, à propos de
ces dernières boissons, qu'on aurait tort de confondre les excitations de l'imagination, des désirs,
avec le pouvoir de les satisfaire. Il est d'observation
vulgaire que si le Champagne éveille la pensée des
plaisirs et double l'attrait du désir, il est loin
d'augmenter l'énergie virile et ne fournit que des
forces insuffisantes à des besoins en apparence ir-

1 VENEL, *Précis de matière médicale*, t. II. Paris, an IX.

résistibles : s'il porte au plus haut degré l'érotisme chez le sexe faible, il est perfide à celui qui demande surtout des forces pour le combat [1].

C'est déjà aborder la question des *aphrodisiaques médicamenteux* que de citer ici les divers condiments âcres ou aromatiques tels que le poivre, le piment, le gingembre, la cannelle, la vanille. Ces substances produisent une excitation érotique qu'on ne peut mettre en doute.

Enfin nous citerons, mais avec une extrême discrétion, de véritables médicaments, dont l'administration amène l'ardeur vénérienne, mais peut produire aussi des accidents terribles d'empoisonnement. En nous contentant de les nommer, sans entrer dans les détails de leur mode d'emploi, nous voulons faire comprendre au lecteur que l'usage de ces substances ne peut être tenté que sur l'avis formel d'un médecin, homme de science, qui jugera de l'opportunité d'une semblable médication et saura en régler le mode et les doses. Tels sont :

Le *phosphore*. — On sait, dit le professeur Fons-

---

1 L'école de Salerne *reconnaît ainsi à certaines plantes des propriétés inverses pour les deux sexes, témoin ce vers :

« *Ruta viris minuit venerem, mulieribus addit.* »
(Chez l'homme, il affaiblit l'amoureuse puissance,
Chez la femme, au désir il joint la jouissance.)

* *L'École de Salerne*, traduction en vers français, par Ch. Meaux-Saint-Marc, p. 114-115. Paris, 1861.

sagrives, que les propriétés aphrodisiaques attribuées à quelques aliments, en particulier aux œufs, aux poissons, aux cervelles d'animaux, ont été rapportées habituellement aux quantités notables de phosphore qu'ils contiennent.

Les *cantharides*. — Il est incontestable qu'elles amènent de puissantes érections, mais que leur action retentit en même temps de la manière la plus terrible sur tout l'appareil urinaire.

Aussi a-t-on relevé de nombreux exemples d'accidents mortels produits par l'usage imprudent de cet excitant des plus âcres.

La mort prématurée de Lucrèce est attribuée par les biographes de ce poëte célèbre à un philtre de ce genre qu'il reçut des mains de sa chère Lucilia.

Ambroise Paré [1] raconte qu'une courtisane ayant saupoudré de cantharides les mets qu'elle offrait à l'un de ses amants, cet infortuné fut attaqué d'un priapisme violent et d'une perte de sang dont il mourut.

On assure que l'excellent acteur Molé, désirant prouver qu'il conservait encore au déclin de sa carrière la vigueur qui est l'attribut de la jeunesse, prit un breuvage dans lequel entraient les cantharides, et trouva la mort au milieu des jouissances qu'il cherchait.

La *noix vomique*. — Elle a donné de bons résul-

[1] A. PARÉ, *Œuvres*, édition Malgaigne, t. III, p. 327. Paris, 1841.

tats entre les mains de quelques médecins éminents
(Trousseau, Pidoux, Duclos). « Sous l'influence de
la noix vomique, dit Trousseau, les érections nocturnes et diurnes deviennent incommodes même
chez ceux qui, depuis longtemps, avaient perdu
quelque chose de leur virilité. Les femmes, elles-
mêmes, éprouvent des désirs vénériens plus énergiques, et nous avons, à cet égard, des confidences
qui ne permettent pas d'en douter. » Mais n'oublions
pas que la noix vomique est l'un des plus terribles
poisons que la matière médicale mette en usage.

2° A côté des aphrodisiaques il nous faut dire en
terminant quelques mots des médicaments qui pos--
sèdent une action inverse, c'est-à-dire des *anti-
aphrodisiaques*.

Ici encore nous pourrions passer en revue un
grand nombre de préjugés.

Les moines du moyen âge, comme l'atteste Rabe-
lais, recouraient à la racine de nénuphar pour parvenir à observer leur vœu de chasteté.

L'école de Salerne [1] a beaucoup vanté les pro--
priétés sédatives du camphre, témoin ce vers :

> *Camphora per nares castat odore mares.*
> (Le camphre respiré, par son odeur subtile,
> Au mâle ôte à jamais sa puissance virile.)

---

[1] *L'École de Salerne*, traduction en vers français, par Ch. Meaux
Saint-Marc, p. 88-89. Paris, 1861.

Nous ne nous arrêterons pas à ces préjugés et à mille autres semblables.

Ce que nous avons dit de la frigidité et de ses causes nous indique déjà quels seront les moyens moraux de calmer les désirs intempestifs et fatigants par leur continuité. Un exercice physique [1] et intellectuel approprié, une nourriture sobre, l'éloignement des spectacles, des conversations, des lectures excitantes. Les bains froids, l'usage d'un lit dur, dans lequel on ne restera que le temps de goûter un sommeil réparateur, telles sont les conditions hygiéniques les plus importantes à observer.

Quant aux médicaments antiaphrodisiaques nous citerons seulement :

Le *houblon* ou *lupulin*, que l'on peut prendre en sirop *(sirop de lupulin :* 32 grammes par vingt-quatre heures) ;

Et le *bromure de potassium.* Ce dernier, dont les propriétés sont aujourd'hui incontestables, est du reste très-employé comme sédatif du système ner-

[1] Même chez la femme et chez des femmes qui vivent dans un milieu propre en tout à pousser aux faciles amours. On a pu vérifier l'exactitude de ce passage de Stendhal * :

« ... J'ai beaucoup vécu ces temps derniers avec les danseuses du théâtre *del Sol*, à Valence. L'on m'assure que plusieurs sont chastes ; c'est que leur métier est très-fatigant. . Cela me rappelle Rousseau qui prescrit de faire beaucoup marcher Émile... »

* *De l'Amour*, liv. II, ch. XLV.

veux. On le prend à la dose de 1 à 8 grammes, en potion ou en dissolution.

La grande surexcitation génitale chez la femme, les désirs érotiques, les abus vénériens portés à l'excès et pouvant être cause de névroses graves (hystérie, épilepsie) ont amené quelques chirurgiens à tenter un remède héroïque, dont nous dirons quelques mots, parce que ces tentatives ont produit ces dernières années de grands débats dans la presse médicale : nous voulons parler de la *clitoridectomie*.

L'extirpation du clitoris, comme traitement de l'hystérie, de l'épilepsie et de la nymphomanie, a été proposée et exécutée par un chirurgien anglais, Baker Brown. Cette opération, avons-nous dit, eût à cette époque un grand retentissement dans les journaux; l'opérateur fut généralement blâmé et même expulsé de la Société obstétricale de Londres.

Un auteur allemand, Ullerspreger, a publié une étude vraiment scientifique de cette question, et montré que les avantages que l'on attend de cette opération ne compensent pas toujours les inconvénients de la *mutilation* [1].

Il ne s'en suit pas cependant que jamais elle ne doive être utile ou licite.

---

[1] ULLERSPREGER, *De la Clitoridectomie (Vierteljahrschrift für Psychiatrie*, 1867-68 et analysé *in Annales médico-psychologiques*, 2ᵉ partie, p. 443. 1869).

Gustave Braun, professeur de gynécologie à Vienne, rapporte [1] à ce sujet deux observations intéressantes que nous reproduisons.

PREMIÈRE OBSERVATION. — « Une femme de vingt-cinq ans, qui avait eu déjà une grossesse suivie d'avortement, était en proie à une exaltation de désirs sensuels sans exemple et s'adonnait au plus haut degré à la masturbation ; ces accidents, joints à une surexcitabilité générale du système nerveux, la rendaient incapable de tout travail. L'examen local fit constater l'hypertrophie du clitoris et des petites lèvres ; cette région était extraordinairement excitable. Après l'emploi infructueux de différents moyens de traitement, l'amputation du clitoris fut décidée d'un commun accord entre le chirurgien et la malade, et exécutée à l'aide d'un couteau galvano-caustique.

« Le résultat fut des plus favorables. La malade fut débarrassée de sa surexcitabilité nerveuse et de son exaltation génitale, sans que, de son propre aveu, les sensations propres à la pratique du coït fussent en quoi que ce soit compromises ; depuis lors elle a pu, sans aucune difficulté, reprendre ses occupations.

DEUXIÈME OBSERVATION. — Il s'agit d'une jeune

---

[1] J. BRAUN, *Annales médico-psychologiques.* 1869.

fille de bonne famille, âgée de vingt-quatre ans, qui, par suite d'habitudes invétérées de masturba- tion, était tombée dans un état complet de décadence physique et morale ; depuis cinq ou six ans elle était soignée sans succès. L'examen local montra que le clitoris était normal, mais facilement érectile ; le plus léger contact faisait éclater des mouvements convulsifs généraux. L'exaltation sexuelle tourmen- tait la malade jour et nuit et la poussait à des prati- ques d'onanisme sans cesse renouvelées, qui l'épui- saient de plus en plus. Du consentement de sa mère et d'elle-même, et de l'avis du professeur Pitha, le clitoris et les petites lèvres furent amputées avec le couteau galvano-caustique.

« Au bout de trois semaines une cicatrice unie était obtenue ; on pouvait encore retrouver, au centre de cette cicatrice, le reste du clitoris, mais il n'était plus du tout excitable. La malade reprit meilleure mine, recouvra ses forces et recommença à s'inté- resser à des objets qui étaient précédemment devenus complétement indifférents pour elle. Deux mois après l'opération elle déclarait elle-même qu'elle était extrêmement satisfaite de s'y être soumise. »

Le professeur Braun termine le récit de ces observations en disant : « dans le cas d'onanisme invétéré chez des filles, des femmes, et surtout des veuves, lorsque la répétition trop fréquente de la

masturbation se traduit non-seulement par des
symptômes physiques, mais encore par des signes
de troubles intellectuels, et que les ressources ordinaires de la thérapeutique sont restées sans succès,
je n'hésite pas à recommander l'amputation du clitoris et des petites lèvres. »

QUATRIÈME PARTIE

DE LA FÉCONDATION, DE LA GROSSESSE ET DE L'ACCOUCHEMENT

CHAPITRE PREMIER

DE LA FÉCONDATION

La *fécondation* consiste essentiellement dans la rencontre des spermatozoïdes avec l'ovule, et dans la fusion de ces deux éléments en un seul.

Nous savons où le sperme a été déposé par l'organe viril lors du coït (vagin ou col de l'utérus) ; nous savons d'où part l'ovule (ovaire) ; nous avons vu de plus que ces deux éléments peuvent parcourir en sens inverse le même chemin (utérus et trompe de Fallope).

Il nous faut donc déterminer maintenant *en quel point de ce commun trajet se fait la rencontre des deux éléments, mâle et femelle.*

a — Les théories les plus diverses ont été émises à ee propos, et l'on a successivement adopté pour lieu de rencontre tous les points situés sur le trajet sus-indiqué, depuis l'utérus jusqu'à l'ovaire. Nous ne pouvons entrer dans l'étude historique de cette longue question ; nous ne pouvons même ici exposer les expériences décisives et les observations incontestables qui ont fixé d'une manière définitive la science sur ce sujet. Nous dirons seulement que les expériences de Coste, de Nuck, de Barry, ont montré que *cette rencontre a lieu sur l'ovaire même*. C'est donc le spermatozoïde qui parcourt tout le trajet utéro-tubaire, et l'importance de ses mouvements devient ainsi de la plus haute évidence.

Les expériences de Coste sont surtout probantes à ce sujet, quoique empruntées la plupart à la physiologie comparée : mais les analogies sont si grandes, sous ce rapport, des animaux domestiques à l'homme, qu'il est permis de conclure des premiers au second. Du reste, quelques autopsies faites dans des circonstances exceptionnelles, sont venues montrer la rigueur de la plupart de ces conclusions par analogie. Coste a démontré le fait pour les oiseaux, et il a même fait voir pour les mammifères que si une femelle subit l'accouplement après que les œufs ont rompu leurs capsules (vésicules de Graaf) et sont tombés dans le canal tubo-utérin, les spermatozoïdes font alors leur ascension comme de coutume, mais quel que soit le point où ils rencontrent les œufs, dans la matrice ou dans l'oviducte, ils passent à leur côté sans exercer sur eux aucune action. C'est qu'en effet dès que l'œuf a quitté l'ovaire et qu'il suit la trompe pour se rendre dans la matrice, il s'entoure, pendant ce trajet, d'une couche d'albumine, qui rend impossible la *pénétration des spermatozoïdes*, et nous verrons bientôt que cette *pénétration* est nécessaire à la *fécondation*.

Nous admettrons donc que la fécondation est, par son siége, *ovarique*.

Cette notion nous permet d'expliquer un fait singulier, bien connu des médecins et surtout des vétérinaires, et désigné sous le nom d'*imprégnation (imprégnation ovarique)*, ou d'*influence d'une première fécondation sur les fécondations ultérieures*. C'est, dans l'histoire de la génération, matière si curieuse en général, un des phénomènes particuliers les plus curieux, que cette *influence que peut avoir l'auteur d'une fécondation sur les produits des fécondations suivantes dues à d'autres pères*. C'est-à-dire que si une femme, après avoir eu des enfants d'un premier mari, devient veuve et prend un second époux, il peut arriver que les enfants nés du second mariage reproduisent les traits et le caractère du premier mari.

Le chirurgien Simpson (d'Édimbourg) en cite un exemple frappant :

« Une jeune femme, née de parents blancs, avait, du côté de sa mère, un frère mulâtre né avant le mariage de cette dernière : or la jeune femme portait elle-même des marques incontestables de sang noir [1]. »

Les faits empruntés à l'histoire naturelle des mammifères présentent des cas encore plus caractéristiques, et les éleveurs de chevaux, de chiens, de bétail, en connaissent parfaitement l'incontestable valeur.

On ne peut concevoir ces faits sans admettre la *fécondation ovarique :* ils semblent indiquer nonseulement que le sperme exerce son action sur l'œuf à sa sortie de l'ovaire, non-seulement sur les ovules dont la ponte est imminente, mais encore, par une sorte d'*anticipation*, sur ceux qui ne sont qu'aux premières phases de leur développement et qui ne quitteront l'ovaire que bien longtemps après celui qui est en ce moment l'objet direct de la fécondation.

b. — La notion exacte du *lieu où se produit la fécondation*, jointe à toutes les connaissances que nous avons acquises sur les *propriétés du sperme*, sur

<hr>

[1] Voyez Prosp. Lucas, *Traité philosophique et physiologique de l'hérédité naturelle*, t. II. Paris 1850.

l'*ovulation* et ses rapports de solidarité avec la *menstruation*, nous permettent maintenant de poser, au point de vue pratique d'un coït fécondant, cette règle, dès longtemps connue par les anciens d'une façon empirique, que l'instant le plus propice pour la fécondation est celui qui correspond à l'*époque menstruelle*.

Comme il est acquis que la menstruation cesse peu après que l'ovule s'est échappé de l'ovaire, nous pouvons donner encore plus de précision à cette règle en disant que *l'instant le plus propice pour la fécondation est celui qui correspond à la fin de l'époque menstruelle*. Ainsi un coït réunira les circonstances les plus propres à la reproduction, s'il est pratiqué pendant ou vers la fin de la menstruation.

Les recherches statistiques de Raciborski [1] ont parfaitement confirmé cette déduction théorique fournie par la physiologie : s'entourant de toutes les précautions nécessaires pour déterminer exactement chez un grand nombre de femmes les rapports de certaines données essentielles du problème, grossesse, dernières règles, coït fécondant, il a trouvé que, chez quelques femmes, la conception a eu lieu dans les premiers jours des règles, et dans

---

[1] Raciborski, *Traité de la menstruation.* Paris, 1868.

l'immense majorité, dans les derniers jours ou peu après les règles.

Depuis longtemps l'expérience avait fait soupçonner que les premiers jours qui suivent l'époque menstruelle devaient être les plus favorables à la conception ; le père de la médecine (Hippocrate [1]) avait érigé en précepte, pour les femmes stériles, de rechercher les rapprochements conjugaux pendant les jours qui suivent immédiatement les règles ; mais il était réservé à notre siècle de préciser un fait vaguement entrevu, et de l'établir définitivement sur des preuves scientifiques.

Cependant, cette question, comme toutes celles qui se rapportent à l'histoire naturelle de la génération, soulève encore bien des doutes et renferme encore bien des mystères.

Peut-être y a-t-il dans la longue vitalité des spermatozoïdes et leur conservation au sein des organes génitaux de la femme des conditions suffisantes pour nous permettre de concevoir l'action fécondante d'un coït pratiqué bien avant l'époque menstruelle.

Peut-être même ces conditions nous autorisent-elles à supposer la possibilité d'une fécondation par une adaptation de la trompe qui se ferait plus ou

---

[1] Hippocrate, *Œuvres complètes*, édition Littré, t. VIII. p. 215. Paris, 1853; *Des maladies des femmes,* liv. I, § 89 et p. 501 ; *De la superfétation,* § 31.

moins longtemps après le coït fécondant : les sper-
matozoides chemineraient avec le temps et selon la
position de la femme, de l'utérus vers les trompes;
puis, lorsque la femme serait placée dans une position convenable, par exemple dans le decubitus dor-
sal et le sommeil, le pavillon tomberait naturellement sur l'ovaire et c'est alors que se produirait la
fecondation.

c. — Quel est maintenant le phénomène intime de la
fécondation ? Comment se comportent, l'un vis à vis
de l'autre, l'*élément mâle* (spermatozoïde) et l'*élément femelle* mis en présence?

On le conçoit, par cette question, c'est demander à la physiologie la solution d'un de ses pro-
blèmes les plus difficiles et les plus délicats.

Cependant, avec les données de la physiologie
générale, en comparant ce qui se passe chez les
plantes et chez les animaux inférieurs, en portant
l'observation sur toutes les classes de vertébrés, et
enfin grâce à quelques heureuses expériences sur
les vertébrés, plus voisins de l'homme, on est
autorisé à conclure avec Coste, Prévost et Dumas,
que la fécondation consiste dans la *pénétration de
l'ovule par un ou plusieurs spermatozoïdes*, et on
en a en effet trouvé dans le contenu des œufs de
plusieurs animaux qui venaient d'être fécondés.

Chez nombre d'animaux, vertébrés et invertébrés,

cette pénétration est facile à comprendre, puisque la membrane de l'œuf, la *membrane vitelline* (dont nous parlerons plus loin en détail) est percée d'un petit trou, nommé *micropyle*, et qui n'a pas d'autre usage (chez les poissons et peut-être aussi chez quelques mammifères).

Chez les animaux où l'on n'a pu apercevoir de micropyle sur l'ovule, il faut supposer ou bien que cet orifice existe mais s'est dérobé jusqu'à ce jour aux recherches, ou bien qu'il y a percement actif de la membrane de l'œuf par les spermatozoïdes, grâce à la vivacité de leurs mouvements et la finesse de leur corps.

Enfin, les observations toutes récentes d'un physiologiste allemand, Weil, lui auraient permis de constater directement des faits de ce genre sur des ovules de lapin : non-seulement il aurait pu s'assurer de la pénétration des spermatozoïdes dans l'intérieur de l'ovule, mais il aurait encore constaté que ces filaments conservent leurs mouvements plusieurs heures après leur passage à travers la *membrane vitelline*, pour disparaître peu à peu en se fusionnant avec la substance même de l'ovule, avec la substance vitelline.

Ici se présente une question intéressante en elle-même, intéressante encore par ses applications au point de vue de la médecine légale :

Une femme peut-elle concevoir à son insu, et peut-elle arriver au terme de sa grossesse dans l'ignorance complète de son état ?

Ce que nous dirons plus tard du terme de la grossesse permettra de répondre facilement à cette dernière partie de la question; mais voyons comment les médecins légistes l'ont résolue, principalement au point de vue de la possibilité pour la femme de concevoir à son insu [1].

Personne n'ignore l'histoire de ce jeune religieux qui, s'étant offert pour veiller une jeune fille qu'on croyait morte, la trouva encore belle et en jouit. Repassant dans le même pays au bout de dix mois, il apprit que la jeune fille avait été rendue à la vie, et était accouchée : il se déclara le père de l'enfant, et s'étant fait délier de ses vœux, il l'épousa.

On conçoit qu'un état semblable de catalepsie, que l'ivresse, le narcotisme, expliquent de pareils faits. On a soutenu aussi qu'un profond sommeil, chez une femme qui aurait eu plusieurs enfants, pourrait permettre une approche à son insu; mais il est difficile d'admettre une telle insensibilité dans une circonstance pareille.

Devant un tribunal des États-Unis, un médecin,

---

[1] Voyez C. Sédillot, *Manuel complet de médecine légale*, p. 37. Paris, 1830.

appelé comme expert, fit la déclaration suivante :
« Une femme, sous l'influence d'un anesthésique,
est plus apte à la conception que lorsque les rapports
sexuels ont lieu par la force ; et je partage l'avis
du docteur Beck [1] : à savoir qu'une femme peut
concevoir pendant l'anesthésie. Le relâchement qui
se produit alors facilite la conception. »

Voilà une proposition inattendue, qui aurait besoin, pour être bien établie, d'une longue série d'observations, et à la démonstration de laquelle il ne
serait ni scientifique, ni moral d'appliquer la méthode expérimentale. Mais l'auteur [2] est parti de là
pour exposer quelques remarques puisées dans sa
pratique, et qui ont une incontestable importance
pour les médecins.

Il fait observer que, parfois, sous l'influence de
l'éther ou du chloroforme, une excitation se produit
dans les organes sexuels féminins, et que le trouble
provoqué dans l'esprit par cette sensation peut faire
croire à une femme qu'elle a été victime d'une violence.

Il cite à cette occasion le cas d'un dentiste qui fut
condamné comme ayant violé une femme anesthésiée, mais dont l'innocence devint plus tard si pro-

---

[1] J. B. Beck, *Researches in medicine and medical Jurispru-
dence*, 2ᵉ édition. New-York, 1835.

[2] *Revue de thérapeutique médico-chirurgicale*. 1874.

bable que le gouvernement fut forcé, par l'opinion publique, de le gracier.

Notre confrère a été témoin d'un cas semblable pendant un accouchement. La femme, placée sous l'influence du chloroforme, éprouva des sensations sexuelles si vives qu'elle l'accusa de l'avoir violée, et appela son mari pour qu'il vînt la protéger. Or, celui-ci se tenait auprès d'elle.

Dans un second cas, notre confrère administrait le chloroforme à une femme pour l'extraction d'une dent; mais la physionomie de la patiente exprima bientôt une excitation vénérienne si accentuée qu'il se hâta d'appeler les parents de sa cliente. Au réveil, elle fut étonnée de se trouver entourée de sa famille, et laissa clairement voir quelles avaient été ses impressions.

Une autre fois, une dame d'un certain âge, parente de l'auteur, entra dans son cabinet, toute émue, et lui raconta qu'elle venait de subir une légère opération pour laquelle elle avait été anesthésiée, et que le chirurgien avait abusé d'elle pendant qu'elle était sous l'influence du chloroforme. Elle entra à cet égard dans des détails très-circonstanciés. Notre confrère était persuadé qu'elle se trompait, et, en effet, en analysant son témoignage, il lui prouva que les choses ne s'étaient point passées comme elle le croyait.

Nous conclurons de ces faits que la prudence doit conseiller aux médecins de ne jamais administrer l'éther ou le chloroforme qu'en présence de témoins.

Il arrive encore, ajoute Sédillot, qu'une fille douée de peu d'intelligence se livre à un amant dans l'intime persuasion que les précautions qu'elle a prises[1] sont un obstacle insurmontable à la conception, et dès lors elle ne soupçonne pas sa grossesse jusqu'au terme de l'accouchement. C'est ce qui arriva à une jeune fille, qui, s'étant donnée dans un bain, niait encore qu'elle pût être enceinte au milieu des douleurs de l'accouchement.

En effet, l'on comprend très-bien que du moment où une femme ne soupçonne pas sa grossesse, elle l'ignore jusqu'au dernier moment, surtout si elle est primipare (voyez plus loin); puisque l'on a vu des femmes mariées, qui avaient eu plusieurs enfants, ne se douter nullement de leur véritable état, quoiqu'elles fussent au dernier terme de leur grossesse et au moment même d'accoucher.

Nous ne croirions pas avoir exposé d'une manière assez complète les données de la science relativement à la fécondation, si nous ne consacrions quelques lignes à indiquer les principales idées qui ont eu ou ont encore cours relativement à la *production*

---

[1] Voyez BERGERET, *Des fraudes dans l'accomplissement des fonctions génératrices*, 4ᵉ édition. Paris, 1873.

des sexes, à l'*hérédité*, à l'influence de l'*imagination sur le produit de la conception*, à la *fécondité plus ou moins grande de la femme*. La bizarrerie des théories émises autrefois à ce sujet a eu pour principale source l'ignorance complète dans laquelle on était des phénomènes intimes de la génération.

d. — Production des sexes. — Jusqu'au dix-septième siècle, l'histoire de la génération ne nous présente que des hypothèses, des doctrines construites de toutes pièces, sans le concours d'un seul fait anatomique ou physiologique sérieusement observé : les *philosophes* et les *médecins* étaient alors divisés en deux camps.

Les uns, avec Hippocrate et Galien, admettaient que le mâle et la femelle possèdent chacun une semence : l'union de ces deux semences donnerait naissance à un nouvel être, mâle ou femelle, selon la prédominance dans sa formation de la semence du même nom. C'est ainsi qu'ils expliquaient tout naturellement l'identité des formes organiques d'une même espèce, ainsi que l'hérédité des vices de conformation.

Les autres, avec Aristote, considéraient la femme comme fournissant la *matière nécessaire à la génération* (sang menstruel), tandis que l'homme aurait donné le *principe de vie, de mouvement et de forme ;* la liqueur séminale, disaient-ils, est à la génération ce que le sculpteur est au marbre.

En somme, les uns comme les autres, mais surtout les derniers, se payaient de mots ou de séduisantes comparaisons. Ils étaient d'accord pour accorder au mâle le plus grand rôle dans la génération, car, pour Hippocrate [1] lui-même, « si l'homme veut engendrer un garçon, il se liera, disait-il, le testicule gauche ; si une fille, il se liera le testicule droit autant qu'il pourra le supporter. »

La découverte de la *fonction ovarique* et de la nature des *spermatozoïdes* fit bonne justice de ces singulières théories.

Cependant la question de la procréation des sexes et de l'hérédité pouvait encore recevoir une solution à peu près semblable à celle que nous venons de rapporter, le rôle principal revenant toutefois à la femme. C'est ainsi qu'au siècle dernier, Millot [2], prenant l'inverse des idées d'Hippocrate, attribue à tel ou tel ovaire la production de tel ou tel sexe ; la femme, pour avoir une fille, devra se coucher sur le côté gauche pendant et après la copulation, sur le côté droit pour concevoir un garçon.

---

[1] HIPPOCRATE, *Œuvres*, t. VI I, p. 501, De la Superfétation, § 31. Paris, 1853.

[2] MILLOT, *l'Art de procréer les sexes à volonté*, 3ᵉ édition. Paris, 1802.

Une foule d'observations, recueillies par des médecins, prouvent que les femmes auxquelles il manque un ovaire, donnent également naissance à des enfants de l'un et de l'autre sexe.

Il faut avouer que sur ces questions si dignes d'exciter l'attention, nous ne sommes guère plus avancés que les anciens, mais nous pouvons du moins nous féliciter de nous être débarrassé des anciennes hypothèses dont la bizarrerie était le seul mérite [1], et d'avoir essayé d'aborder cette étude par les seuls moyens scientifiques : les éléments qui pourront donner la solution du problème sont aujourd'hui empruntés uniquement à l'observation, à l'expérimentation, à la statistique et à la physiologie comparée.

C'est ainsi qu'on s'accorde généralement à classer les causes de la différence des sexes dans les trois catégories suivantes :

1° *Nutrition de l'organisme maternel.* — On a remarqué, chez les plantes comme chez les animaux, que plus les conditions de nutrition et de développement sont favorables, plus il y a de chances pour la production d'organismes femelles.

Indiquons seulement, à l'appui de cette loi géné-

---

[1] Voyez entre autres, CLAUDE QUILLET, *la Callipédie ou l'art d'avoir beaucoup d'enfants*, traduit du latin par J. M. CAILLAU. Paris, 1749 ; — JUAN HUARTE, *la Mégalanthropogénésie in Examen de ingenios para las sciencias.* Amsterdam, 1662.

rale, les observations de Geoffroy-Saint-Hilaire sur les animaux des ménageries, de Malagutti sur les brebis, de Ploss sur l'homme. Il faut toute l'autorité de ces noms pour nous permettre de voir, dans le résultat de ces observations, autre chose qu'une hypothèse et une idée préconçue.

D'après le dernier auteur que nous venons de citer, à la campagne il naîtrait plus de garçons que dans les villes, par suite de la moindre abondance de nourriture chez le paysan, et il rattacherait à la même cause l'excédant de garçons que l'on constate dans certains pays, comme la Russie.

2° *Le degré de maturité de l'œuf au moment où il est fécondé.* — L'idée de rechercher cette influence a eu pour origine l'observation de la *génération chez les abeilles.* On sait que la reine de ces animaux pond des œufs fécondés et des œufs non fécondés : ces derniers donnent exclusivement naissance à des mâles. Ce n'est pas sur ce phénomène de *parthénogenèse*, c'est-à-dire de développement d'un œuf non fécondé, que nous voulons pour le moment fixer notre attention ; nous voulons surtout faire remarquer que ces œufs non fécondés, qui donneront des mâles, sont pondus les derniers ; qu'ils paraissent être plus anciens, arrivés à un degré de *maturité* plus avancé que les autres.

On se demanda donc si ce degré de maturité ne

jouerait pas le principal rôle dans la procréation de tel ou tel sexe.

Partant de cette idée, Thury [1] a entrepris des expériences et recueilli sur les mammifères des observations qui ont paru la confirmer. G. Cornaz, agronome suisse, les a répétées avec un même succès sur les animaux de la race bovine : il serait parvenu à faire produire à volonté des mâles ou des femelles, les premiers en faisant saillir vers la fin du rut, les secondes en faisant saillir dès les premiers signes de rut.

Mais il faut reconnaître qu'aucune observation ne permet encore de croire qu'une semblable influence puisse avoir sa part dans la génération de l'homme, et que la loi de Thury est si peu générale qu'elle n'a pu être vérifiée par Coste sur les *ovipares* (poules), malgré les expériences les mieux dirigées ; elle ne l'a pas été non plus sur les lapins.

3° *L'individualité du père et de la mère,* c'est-à-dire l'influence de l'âge, de la vigueur relative et de certaines conditions particulières des parents. Ainsi l'on peut dire qu'en général l'influence exercée par le père ou par la mère sur le sexe du fœtus paraît telle que, plus l'un des deux est âgé, plus il a

---

[1] THURY, *Mémoire sur la production des sexes chez les plantes, les animaux et l'homme.* Paris et Genève, 1864.

de tendance à reproduire son propre sexe. Le *rapport entre l'âge du père et de la mère* serait donc ainsi un élément important. Quand le père et la mère sont du même âge, les deux sexes s'équilibreraient, dit Sadler, avec une légère prédominance du sexe féminin.

Enfin, outre la *question d'âge* et la question analogue de *vigueur*, mise surtout en avant par Girou de Buzareingues, il est encore d'autres conditions particulières de l'individualité des parents et surtout de la mère. C'est ainsi que les femmes très-fertiles, celles surtout qui mettent au monde des jumeaux, procréent une plus grande proportion de garçons [1].

e. — Influence des parents. — Hérédité. — Enfin l'*influence des parents*, non plus sur le sexe, mais *sur les caractères physiques et moraux des enfants*, n'est pas moins difficile à préciser; c'est à proprement parler ce qu'on nomme l'*hérédité*.

Prosper Lucas, qui a publié sur l'*hérédité natu-*

---

[1] D'après Toussenel, les *mariages d'inclination*, c'est-à-dire les mariages les plus heureux et les plus naturels, donnent plus de filles que de garçons; il naît au contraire plus de mâles des unions tourmentées, forcées. Enfin l'excédant des naissances de garçons sur celles des filles est également plus considérable pour les enfants légitimes que pour les enfants nés hors du mariage [*].

[*] Voyez ALEXANDRE MAYER, *Des rapports conjugaux*, p. 125 et suiv.

relle, à l'état de santé et de maladie, un des plus importants ouvrages de physiologie philosophique [1], admet, d'après l'analyse exacte des faits, deux lois qui, dans la procréation, exerceraient une influence à peu près égale, quoique en sens inverse, sur les produits engendrés.

C'est d'abord la *loi de l'hérédité*, qui comprend l'influence par laquelle les enfants reproduisent les caractères des parents dans leur conformation extérieure (surtout pour le visage, la taille et la couleur), dans la disposition et la fonction de leurs organes internes, dans les modes de développement (précocité ou retard de la croissance et de la puberté), dans les modes de reproduction (familles gémellipares), dans la durée de la vie, dans les anomalies de l'organisation, dans la nature morale, etc., etc.

Cette *hérédité*, ou plutôt ces *diverses formes d'hérédité*, peuvent se produire d'une manière dite *directe*, lorsque l'enfant est influencé par le père ou par la mère; d'une manière *indirecte*, lorsque fait défaut la ressemblance empruntée au père ou à la mère, mais qu'il se montre un rapport évident avec d'autres parents (oncle, cousin). L'hérédité est dite *en retour*, lorsqu'elle transmet seulement la

---

[1] Prosper Lucas, *Traité philosophique et physiologique de l'hérédité naturelle.* Paris, 1850,

prédisposition à une qualité qui n'apparaîtra elle-même que dans une génération suivante. Enfin l'hérédité dite d'*influence*, l'un des faits les plus bizarres dans l'histoire si mystérieuse de la génération, consiste en ce que nous avons déjà étudié sous le nom d'*imprégnation* (voyez p. 302).

Nous avons dit que Prosper Lucas avait généralisé les faits sous la forme de deux lois : nous venons d'étudier la première sous le nom d'*hérédité*.

Sous le nom d'*innéité*, il désigne en second lieu *la propriété qu'ont les organismes de se modifier dans leurs descendants*, c'est-à-dire de *produire des rejetons doués de caractères spéciaux* qui n'existaient pas chez les parents. C'est ainsi que dans les familles que rien ne distingue, on voit apparaître des individus tout à fait remarquables en bien ou en mal. Les modifications ainsi nées comme spontanément peuvent devenir ensuite *transmissibles par hérédité*, de sorte que dans la procréation se combinent ces deux tendances fondamentales dont l'une *crée* des individualités, tandis que l'autre *transmet* des caractères héréditaires.

Il ne nous est malheureusement pas possible de suivre Prosper Lucas dans cette analyse si profonde, surtout lorsqu'il s'agit de l'*hérédité* et de l'*innéité morales*, dont l'étude jette une si grande lumière sur l'histoire des peuples civilisés,

Notons cependant encore qu'à nos yeux, non-seulement les modifications reçues par la naissance *(innéité)*, mais encore celles qui sont acquises depuis la naissance, sont susceptibles de se transmettre; « de la sorte, les espèces vivantes sont comprises entre deux forces, l'une qui, par l'hérédité, tend à immobiliser les caractères tant physiques que moraux des parents dans les enfants, l'autre qui tend sans cesse à créer des types individuels dans l'espèce. »

A propos d'*hérédité*, et surtout d'*hérédité morbide*, nous dirons encore quelques mots de l'*influence que paraît exercer la disproportion d'âge entre le père et la mère* [1]; quand cette disproportion est très-considérable, lorsqu'il s'agit de l'union d'un vieillard avec une jeune fille, on a remarqué que les enfants issus de ces alliances étaient généralement cacochymes, malingres et voués de prédilection aux atteintes de tous les agents morbides. Alexandre Mayer s'est élevé avec éloquence contre ces unions qu'il qualifie de *monstrueuses : «* Cha-

---

[1] Faut-il aussi attribuer quelque autorité à la *valeur de l'éjaculation* fécondante. Nous ne saurions rien dire de précis sur ce sujet, et nous nous contenterons, pour expliquer l'expression que nous venons d'employer, de l'anecdote suivante : Louis XIV demandait à son médecin pourquoi les enfants qu'il avait de sa femme étaient chétifs ou difformes, tandis que ceux que lui donnaient ses maîtresses étaient beaux et vigoureux. — « Sire, lui répondit le médecin, c'est parce que vous ne donnez à la reine que les rinçures. »

cun, dit-il, a pu faire cette observation, un plus
ou moins grand nombre de fois, à savoir : que les
enfants issus de vieillards se distinguent habituellement par un air sérieux et triste répandu sur leur
physionomie, et qui tranche manifestement avec
l'expression enfantine qui plaît tant, chez les petits
êtres du même âge, engendrés dans d'autres conditions.

« A mesure qu'ils grandissent, leurs traits revêtent, de plus en plus, le caractère sénile, si bien
que chacun le remarque et que, dans le monde,
c'est chose toute naturelle. Les commères prétendent
que ce sont de vieilles âmes dans de jeunes corps.
Elles prédisent à ces enfants une mort précoce, et,
de fait, l'événement justifie souvent cet horoscope.
Notre attention s'est, depuis de longues années,
fixée sur ce point, et nous pouvons affirmer que la
plupart des rejetons de cette provenance sont dé-
biles, torpides, sinon scrofuleux, et ne promettent
pas de fournir une longue carrière. [1] »

Nous croyons cette opinion un peu exagérée, et
surtout celle qui attribue le *crétinisme* à l'âge des
parents. L'âge des parents ne peut pas toujours en
effet être considéré comme une cause absolue de
dégénérescence. On a vu de jeunes époux procréer

[1] ALEXANDRE MAYER, *Des rapports conjugaux*, p. 333; 6° édition.
1874.

des crétins, tandis que les enfants produits par eux à un âge plus avancé ont été sains et intelligents. La procréation, fréquente en certains pays, d'enfants crétins par des parents avancés en âge, alors que les premiers nés ont été intelligents, s'explique par l'influence croissante de la misère qui résulte de l'augmentation de la famille, par l'entassement et par les mauvaises conditions d'existence, qui favorisent l'action des causes crétinisantes spéciales [1].

L'influence des *unions consanguines* paraît être de même ordre : cependant les avis sont fort partagés sur cette question, et les plus prudents conseillent de la laisser à l'étude comme insuffisamment élucidée. Il est évident qu'on en a singulièrement exagéré les prétendus mauvais effets : ainsi on a accusé les unions consanguines de déterminer la surdité, la cécité, le bec de lièvre, l'idiotie, l'épilepsie, la stérilité. Le docteur Auguste Voisin [2] proteste contre ces exagérations : « J'ai, dit-il, pris les observations de 1,557 malades dans les différents services de Bicêtre et de la Salpétrière, où j'ai été tour à tour médecin, et j'ai constaté que

---

[1] Voyez E. KŒBERLÉ, *Essai sur le crétinisme*. Strasbourg, 1862.

[2] A. VOISIN, Étude sur le mariage entre consanguins dans la commune de Batz *(Annales d'hygiène*, t. XXIII, p. 260. 1865). — *Nouveau dictionnaire de médecine et de chirurgie pratiques*, t. XVII, p. 446, art. HÉRÉDITÉ. Paris, 1873.

la consanguinité ne pouvait pas être une seule fois incriminée, quoique j'ai eu bien soin d'interroger moi-même les parents. Or, si la consanguinité était une cause si décisive, j'aurais dû en observer les effets déplorables parmi ces 200 idiots et idiotes, et ces 1,357 aliénés. »

Il est certain qu'on a confondu les effets de la *consanguinité* avec un certain nombre d'états maladifs qui sont du ressort de l'*hérédité morbide*, et que l'on n'a pas suffisamment distingué la consanguinité saine et la consanguinité morbide. Si en effet l'expérience a depuis longtemps prouvé que les *races se perfectionnent par le croisement*, et que celui-ci corrige les vices constitutionnels d'une famille par un état contraire pris dans une autre famille, il n'en est pas moins vrai aussi que dans certaines circonstances les races les moins mélangées, les plus pures, sont plus exemptes que les autres des causes de dégénérescence. Mais comme il est difficile de trouver parmi les consanguins un état de santé parfaite, et d'éviter par conséquent la mauvaise influence de la consanguinité morbide, nous conclurons avec le docteur Auguste Voisin, « que, pratiquement, les unions consanguines ont certains inconvénients; mais que, si l'on peut concéder ce point de vue aux adversaires de ces mariages, la question de principe n'en reste pas moins entière dans les cas de consanguinité saine parfaitement établie. »

Il y a peut-être moyen, comme le fait remarquer M. de Quatrefages, de concilier les deux opinions opposées [1]. La tendance de l'*hérédité* est de reproduire l'être tout entier; l'enfant n'est qu'une résultante, un compromis entre les tendances des deux parents. Si ces tendances sont les mêmes, elles s'accusent de plus en plus dans le produit. Si les parents jouissent d'une santé parfaite, la consanguinité tendra à la maintenir dans les descendants; loin d'être nuisible, elle aura de très-bons résultats. Mais cet équilibre parfait, qui constitue la santé physique ou morale, peut facilement se rompre chez les parents, et par suite s'accuser de plus en plus chez les enfants.

Or, dans les *mariages consanguins*, il y a de grandes chances pour que la rupture d'équilibre ait lieu dans le même sens. Il suit de là que, dans bien des cas, les unions consanguines seront nuisibles, et d'autant plus dangereuses que les prédispositions morbides, communes aux deux conjoints, seront

---

[1] Voyez Th. Ribot, *De l'Hérédité*. Paris, 1873. — Brierre de Boismont, De l'Hérédité au point de vue de l'hygiène et de la médecine légale (*Annales d'hygiène publique et de médecine légale*, t. XLIII, p. 169. 1875).

[2] Voyez Boudin, Dangers des unions consanguines et nécessité des croisements (*Annales d'hygiène publique*, t. XVIII, p. 45 et suiv. 1862).

plus marquées. « La conséquence à tirer de l'ensemble des faits, dit M. de Quatrefages [1], paraît être qu'une proche parenté entre le père et la mère n'est pas nuisible par elle-même, mais qu'en vertu des lois qui régissent l'hérédité, elle le devient souvent, et qu'en présence des éventualités qu'elle entraîne, *il est au moins prudent d'éviter les mariages consanguins.* »

f. — Fécondité; ses limites naturelles; influences diverses. — La question de la reproduction, des mariages, de leur fécondité, touche de très-près aux sujets les plus graves de la science sociale.

M. Bertillon, dans ses laborieuses et consciencieuses recherches des lois de la démographie au moyen des statistiques rationnelles, a publié en 1873, sur le mariage, un travail qui est plein de graves enseignements [2]. Pour ne citer que deux de ses chiffres, en nous comparant à une nation rivale, l'Angleterre, nous trouverons que sur 1,000 jeunes hommes de 20 à 25 ans, il n'y en a que 57 qui se marient actuellement en France, tandis qu'il y en a 120, c'est-à-dire plus du double en Angleterre. 100 femmes de 15 à 40 ans, c'est-à-dire dans l'âge de la

---

[1] QUATREFAGES, *Rapport sur les progrès de l'anthropologie,* p. 461.

[2] BERTILLON, *Dictionnaire encyclopédique des sciences médicales,* art. MARIAGE.

maternité, donnent 39 naissances annuelles en
Angleterre, et seulement 26, c'est-à-dire un tiers
de moins en France.

Que résulte-t-il de cette énorme différence dans
la matrimonialité et dans la natalité ? C'est que,
tandis que notre population a cessé de croître, que
notre influence au dehors diminue, que, dans plusieurs parties de la France, l'industrie et l'agricul-
ture sont obligées d'appeler des bras étrangers, il
y a tous les dix ans près de trois millions d'Anglais
de plus, qui vont augmenter dans toutes les parties
du monde, et chez nous-mêmes, l'influence et la
richesse de la race anglaise.

Nous n'entrerons pas plus longuement dans ces
considérations qui nous feraient abandonner la
simple physiologie pour aborder les plus hautes
questions de l'économie sociale [1]. Revenant donc
au caractère plus restreint de nos études, nous prendrons pour point de départ les connaissances résu-
mées dans la première partie de cet ouvrage.

Nous savons que la femme produit des ovules,
c'est-à-dire qu'elle est *féconde* pendant environ
vingt-cinq ans ; une grossesse, quand elle est suivie
de l'allaitement par la mère, occupe ainsi dix-huit

---

[1] Voyez OSCAR GIACOMI, *I misteri della generazione in rapporto
all'igiene e all' economia politica.* Milano, 1873.

mois à deux ans. En partant de ces données on voit qu'une femme peut en moyenne, et en suivant rigoureusement les lois de la nature, mettre au monde et élever quinze ou seize enfants au maximum. Tel serait à peu près, d'après les calculs basés sur les plus simples données de la physiologie, le chiffre qui représente la *fécondité normale* de la femme.

Mais, d'une part, il y a un grand nombre de femmes qui, par suite du prolongement de la période de fécondité, ou par l'effet de *grossesses multiples*, donnent le jour à vingt-quatre enfants et même plus.

D'autre part, un bien plus grand nombre de circonstances contribuent à limiter le chiffre de la fécondité chez la femme. Sans parler des causes morbides, ou des conditions particulières qui résultent de notre organisation sociale, nous nous bornerons à indiquer quelques circonstances intéressantes dont la statistique et une observation attentive ont démontré l'importance.

Ainsi l'*âge* exerce une grande influence : les recherches de MM. Quételet, Sadler et Finlayson montrent que : 1° les mariages *trop précoces* sont souvent frappés de stérilité ; 2° que c'est avant trente-trois ans pour l'homme, et avant vingt-six ans pour la femme que s'observe la plus grande fécondité ; 3° enfin, que les mariages les plus productifs sont ceux où le mari a au moins l'âge de la femme, ou un âge plus avancé, sans toutefois l'excéder notablement.

Les conditions essentiëlles de bien-être exercent aussi une action singulière et bien différente de celle qu'on aurait pu supposer *à priori;* mais les résultats fournis par la statistique concordent si bien ici avec tout ce que nous enseigne la physiologie comparée, qu'il est impossible de ne pas se rendre à l'évidence. Un fait d'observation vulgaire, et bien connu des éleveurs de bestiaux, c'est que l'embonpoint chez les femelles est d'ordinaire une cause ou un indice de stérilité.

Appliqué à la femme, ce principe reçoit la confirmation la plus éclatante. « Voyez, nous dit Mayer [1], ces malheureuses de la plus basse condition, ces femmes du peuple, chétives, exténuées et souffreteuses, comme elles pullulent! Tandis qu'à côté d'elles, la grande dame, aux chairs abondamment doublées de tissu adipeux, adonnée à la vie de boudoir, entourée de toutes les délicatesses du luxe, ne donne à son époux qu'un ou deux héritiers, parfois même longtemps attendus. » De même, parmi les animaux domestiques, ceux qui sont entourés de soins et qui sont grassement nourris restent en gé-

---

[1] Mayer, *Des Rapports conjugaux,* 5ᵉ édition. 1868.

néral *stériles*, tandis que ceux qui sont pour ainsi dire abandonnés à eux-mêmes et qui font maigre chère se reproduisent aisément.

Contrairement à l'opinion de Malthus, qui avait prétendu que la population d'un pays reste stationnaire ou décroît toutes les fois que la nourriture devient rare et que la vie est précaire, M. Howart [1] a récemment développé, devant l'Institut anthropologique de la Grande-Bretagne [2], une théorie tout à fait conforme à celle que nous venons d'esquisser. Il a fait remarquer que, dans les hivers doux et faciles, les troupeaux ne s'accroissent pas, par cela même qu'ils trouvent de l'herbe en trop grande abondance. Du reste, les éleveurs ayant dès longtemps noté que, pour certaines races de moutons, il y avait avantage à n'avoir qu'un agneau par portée, ont pu obtenir ce résultat en fournissant à la mère une alimentation modérée; en la nourrissant davan-

---

[1] Howart, *Revue des cours scientifiques*, 11 octobre 1873.

[2] En Amérique, avant la guerre civile, les esclaves croissaient rapidement en nombre, tandis que les nègres libres diminuaient.

De même dans le Lancashire, l'augmentation rapide de la population est due non pas aux indigènes, qui sont en général dans une position aisée, mais aux Irlandais qui vivent entassés dans les faubourgs, dans une condition misérable.

Du reste, dans leur pays même, les Irlandais à peine vêtus, logés dans de mauvaises cabanes, se nourrissant presque exclusivement de pommes de terre et de lard, pullulent avec une incroyable rapidité. La population de cette contrée, qui n'était en 1695 que de 1,034,102, s'était élevée en 1831 à 7,734,365; l'accroissement avait donc été de 750 pour 100.

tage, ils l'auraient rendue stérile, et en ne lui donnant qu'une très-faible ration, ils obtenaient deux ou trois agneaux.

Les animaux sauvages sont soumis aux mêmes lois : on trouvera dans les ouvrages de Darwin beaucoup d'exemples de ce genre, exemples que l'auteur anglais cherche à expliquer par d'autres considérations, parce qu'ils sont sous certains rapports contraires à sa doctrine ; si des animaux parfaitement apprivoisés, jouissant d'une bonne santé et d'une certaine somme de liberté, restent absolument stériles il n'en faut pas chercher d'autre cause qu'une vie plus facile, moins précaire et une santé plus exubérante résultant des soins prodigués par les éleveurs [1].

Ne voit-on pas d'ailleurs les saumons et quelques autres poissons dédaigner les mers où ils trouvent une nourriture abondante et accomplir, en remontant le cours des rivières immédiatement avant la

---

[1] Il ne faut pas confondre, au point de vue où nous nous sommes placés, la *salacité* du mâle avec la *fécondité* de la femelle : *il n'y a aucune contradiction dans ce fait que la misère et les privations exaltent la fécondité chez la femme, et que l'aisance et le bien-être augmentent la puissance génitale de l'homme. Au point de vue du résultat définitif, ce n'est pas le nombre des coïts qu'il faut considérer, mais celui des coïts fécondants. Il est du reste aisé de comprendre que l'homme soit peu enclin aux plaisirs de l'amour quand il souffre de la faim ou quand il succombe sous le poids de la fatigue corporelle ; les anciens l'avaient déjà dit : Sine Baccho et Cerere friget Venus.*

ponte, de longs voyages qui ont pour effet de les affaiblir ?

N'est-ce pas précisément au printemps, c'est-à-dire au sortir d'une saison où ils ont enduré toute espèce de privations, que les oiseaux construisent leurs nids et que les quadrupèdes entrent en amour?

g. — *Influences de l'imagination maternelle.* — Ce sujet ne nous arrêtera pas : on sait que l'on donne le nom d'*envies (nœvi materni)* à des taches que les enfants apportent en naissant et on s'imagine trouver de la ressemblance avec certains objets que la mère a désirés pendant sa grossesse.

Conrad Lycosthènes, qui a publié un des ouvrages les plus anciens sur la matière, a rapporté une multitude de faits de ce genre [1].

Nous citerons deux exemples de ces histoires qui ne reposent sur aucun fondement; ce sont comme deux types des fables qui circulent à ce sujet :

Malebranche parle d'une femme qui ayant assisté à l'exécution d'un malheureux condamné à la roue, en fut si offensée qu'elle mit au monde un enfant dont les bras, les cuisses et les jambes étaient rompues à l'endroit où la barre de l'exécuteur avait frappé le condamné.

[1] Conrad Lycosthènes, *Prodigiorum ac ostentorum chronicon*. Basileæ; in-fol. 1557.

Une femme enceinte jouait aux cartes. En relevant ses cartes, elle voit que pour faire un grand coup il lui manque l'as de pique. La dernière carte qui lui rentra était effectivement celle qu'elle attendait. Une joie immodérée s'empare de son esprit, se communique comme un choc électrique à toute son existence et l'enfant qu'elle mit au monde porta dans la prunelle de l'œil la forme d'un as de pique [1].

Aucun fait scientifiquement constaté ne vient confirmer ces croyances populaires.

Cette étude serait tout au plus intéressante au point de vue historique. En effet, la question de savoir si l'*influence mentale* de la mère agit en bien ou en mal sur les déformations ou les monstruosités de la vie embryonnaire, a occupé longtemps et occupe souvent encore l'imagination.

Le célèbre William Hunter s'est élevé l'un des premiers contre cette croyance. Il rapporte que deux mille mères qui avaient eu des craintes par suite d'impressions désagréables éprouvées avant la naissance de leurs enfants, interrogées si elles avaient vu paraître des signes particuliers sur leurs corps, lui ont attesté que rien de semblable n'avait eu lieu.

Dans un travail récent sur ce sujet [2] le docteur

---

[1] COLLIN DE PLANCY, *Dictionnaire infernal.*
[2] FISHER, *American journal of Insanity.*

Fisher conclut que l'influence de la mère sur les déformations et les monstruosités de l'enfant est tout simplement une tradition superstitieuse. Il fait remarquer que ces appréhensions de la mère sur la conformation défectueuse de l'enfant sont excessivement communes, tandis que les faits à l'appui sont excessivement rares. Le but du travail de Fisher a été de rayer du catalogue des erreurs humaines une de celles qu'il pouvait vérifier comme médecin.

« Si l'imagination, disent avec raison Chaussier et Adelon, avait le pouvoir qu'on lui attribue, ses effets ne devraient pas être toujours des malheurs; souvent aussi les mères devraient voir s'accomplir les vœux qu'elles forment relativement au sexe et aux qualités de l'enfant qu'elles attendent; la femme qui désire un garçon, par cela seul devrait l'avoir souvent; toutes les filles devraient être belles, car on ne voit pas pourquoi l'imagination qui serait capable de modifier le fœtus d'après une impression fâcheuse, n'aurait pas une égale aptitude à le faire d'après une impression agréable. »

CHAPITRE II

DE LA STÉRILITÉ. — DE LA FÉCONDATION ARTIFICIELLE

Il ne faut pas confondre l'*impuissance* avec l'*infécondité* ou *stérilité*. Un homme pourra ne pas présenter des érections ou seulement des érections incomplètes, son éjaculation se fera en bavant et sans intromission : il sera dit *impuissant* (voyez p. 180). Mais si cette émission donne un sperme renfermant des spermatozoïdes, cet homme n'en sera pas moins *fécond*, car ce sperme déposé à l'entrée de la vulve pourra encore, comme cela a été constaté dans certains cas, aller féconder l'élément femelle : seulement le spermatozoïde aura un trajet beaucoup plus long à parcourir. Ainsi l'homme n'est dit *infécond*, *stérile*, que lorsque son sperme ne contient pas l'élément fécondant.

Nous avons vu d'autre part que chez la femme il y a peu à tenir compte de l'*impuissance;* tout au plus pourrait-on donner ce nom aux *rétrécissements* du vagin et de la vulve, qui rendent le coït impossible ou difficile. Au contraire les causes de *stérilité* sont très-nombreuses, si l'on désigne sous ce nom tout ce qui s'oppose à la fécondation, c'est-à-dire d'une part à la production des ovules, et d'autre part à la conservation et à la transmission du sperme depuis le vagin jusqu'à l'ovaire.

A. — *Stérilité chez l'homme*

Nous avons déjà indiqué un certain nombre des causes auxquelles il faut attribuer l'absence de spermatozoïdes dans le sperme : nous nous sommes expliqués sur le sperme des enfants (p. 128), sur celui des vieillards (p. 170), sur celui des *monorchides* et des *cryptorchides* (p. 126).

Les auteurs ne sont pas d'accord sur l'influence qu'exercent certaines maladies relativement à la formation des spermatozoïdes : les avis sont partagés pour les sujets phthisiques, syphilitiques et cancéreux. Cependant quelques observations semblent prouver que ces affections diathésiques n'apportent que peu ou pas d'obstacles à la genèse des éléments fécondateurs. Mais toutes les affections qui portent directement sur le tissu du testicule, en arrêtent la sécrétion ; c'est ce qui a lieu pour les testicules tuberculeux ou cancéreux.

La stérilité chez l'homme est également la conséquence de toutes les affections qui produisent l'oblitération des canaux excréteurs du testicule et particulièrement de l'*épididyme* (voyez p. 21). Ainsi l'*épidimidyte double* (qui fait partie de ce qu'on appelle vulgairement une *chaudepisse tombée dans les bourses*) produit la stérilité pendant un temps assez long, et ce n'est souvent qu'après plusieurs années que l'on voit reparaître les spermatozoïdes dans le liquide éjaculé, alors que tout gonflement et toute induration ont disparu du côté de l'épididyme. Il est même à craindre que dans des cas de ce genre l'oblitération et par suite la stérilité ne demeurent définitives.

B. — *Stérilité de la femme*

1° *Par défaut de sécrétion ovulaire.* — Nous n'avons pas à insister sur cette cause de stérilité : toutes les circonstances qui arrêtent la menstruation arrêtent sans doute l'évolution ovarique des vésicules de Graaf et interrompent pour un temps plus ou moins long la fécondité de la femme. Toutefois cette proposition ne peut être très-rigoureuse, car elle souffre de nombreuses exceptions : la menstruation peut être très-capricieuse, et cependant l'ovulation parfaitement régulière.

Pendant la lactation la plupart des nourrices ne sont plus réglées et cependant on a vu des nourrices non menstruées devenir enceintes. On a vu des femmes qui n'avaient été menstruées qu'après une première grossesse ; d'autres sont devenues grosses à plusieurs reprises, sans avoir jamais présenté de flux cataménial. D'autres enfin, qui n'étaient jamais réglées entre leurs grossesses, voyaient leurs règles apparaître régulièrement pendant toute la durée de la gestation, présentant ainsi précisément l'inverse de la règle générale.

Il est presque inutile de dire ici que les maladies qui modifient profondément la structure des ovaires mettent obstacle à l'ovulation. Sera-t-il nécessaire d'ajouter que si les deux ovaires ont été extirpés à la suite d'une opération d'*ovariotomie* (voyez p. 94) la femme demeurera complétement et définitivement stérile ? Elle a en effet subi dans ce cas une véritable *castration*.

Enfin les affections de la trompe de Fallope, les inflammations de cet organe capables d'établir des adhérences entre lui et les parois du bassin ou les autres viscéres pelviens, en rendant impossible l'adaptation tubaire, mettent en même temps obstacle à la fécondation.

Les femmes qui ont abusé du coït à un point extrême, les filles publiques, sont souvent frappées d'une stérilité qu'on peut attribuer à des lésions de ce dernier ordre. Les congestions presque continuelles qu'excite dans leurs organes internes un état incessant d'éréthisme vénérien, ont déterminé des adhérences du pavillon de la trompe, qui dès lors ne peut plus se mouvoir pour venir coiffer l'ovaire, y porter les spermatozoïdes et en recevoir les ovules lors de la déhiscence des vésicules de Graaf. Ceci nous amène à parler de la *stérilité par défaut de conservation ou de transmission des spermatozoïdes*.

2° Nous avons vu que le sperme pouvait être lancé directement dans le col de la matrice (p. 108) ou aspiré par cet organe (p. 110); mais dans un grand nombre de cas, sinon dans la majorité, la liqueur séminale, ainsi que l'a démontré Coste, n'est versée que dans le vagin, et il s'écoule de dix à vingt minutes avant que les spermatozoïdes commencent à se montrer dans l'ouverture du museau de tanche et dans la cavité du col utérin. Il faut donc que, dans ces cas, le sperme soit retenu par le vagin et y soit conservé dans des conditions qui ne portent pas atteinte à la vie des spermatozoïdes.

Or, un chirurgien américain, Marion Sims, a pu constater que la stérilité résultait parfois de ce que le vagin, trop court, ne pouvait retenir la liqueur spermatique, dont on ne trouvait bientôt plus aucune trace ni dans le mucus vaginal, ni dans celui du col de l'utérus [1].

---

[1] Voyez MARION SIMS, *Notes cliniques sur la chirurgie utérine;* traduction française par Lhéritier. Paris, 1866.

Le vagin et le col de l'utérus peuvent, par la nature morbide des liquides qu'ils sécrètent, porter atteinte à la vie des spermatozoïdes, arrêter leurs mouvements, et par suite mettre obstacle à la fécondation. Nous avons dit précédemment (p. 19) que les milieux alcalins favorisent la motilité des spermatozoïdes, tandis que les milieux acides la détruisent. A l'état normal les mucus sécrétés par l'utérus et le vagin sont alcalins ; ils représentent donc un milieu éminemment favorable à la conservation et à la progression des filaments spermatiques.

Mais, dans un grand nombre de circonstances morbides, ces produits de sécrétion muqueuse changent sinon de nature, du moins de réaction ; ils deviennent *acides*, et une observation attentive a montré qu'un grand nombre de cas de stérilité n'avaient d'autres causes que cette réaction anormale des milieux dans lesquels sont déposés les spermatozoïdes.

La femme elle-même peut porter, sans avoir conscience du danger, une atteinte semblable à la vitalité de l'élément fécondateur. Une expérience facile à répéter sous le microscope montre que le contact de l'eau froide tue presque immédiatement les spermatozoïdes : les lotions d'eau froide, pratiquées immédiatement après le coït, peuvent donc mettre obstacle à la fécondation.

Nous ne pouvons passer en revue toutes les causes de *stérilité chez la femme :* nous n'arrêterons plus l'attention du lecteur que sur un certain ordre de causes auxquelles on a cherché à rémédier par un même moyen, par la fécondation artificielle. Nous voulons parler des *rétrécissements du col de l'utérus*, produits soit par une hypertrophie avec induration des parois, soit par une *flexion* qui amène au niveau de la jonction du corps et du col un angle et par suite une oblitération. Lorsque ces rétrécissements s'opposent entièrement à l'entrée des spermatozoïdes dans l'utérus, ce n'est pas à dire cependant qu'ils soient infranchissables et ne puissent s'ouvrir devant un corps dur, comme une sonde ou une canule qui viendrait de l'extérieur. Si ce corps allait jeter des spermatozoïdes dans l'utérus, la difficulté serait vaincue et plus rien ne s'opposerait à la rencontre de l'ovule et du spermatozoïde. Ce sont ces considératious qui ont fait penser à la *fécondation artificielle*, et les courtes indications que nous venons de donner en résument le manuel opératoire. Cependant, cette question, par son importance et sa nouveauté, mérite quelques développements de plus.

C. — *Fécondation artificielle*

Les tentatives de *fécondation artificielle* inspirent un haut intérêt scientifique ; aussi les premières furent-elles faites, dans un but purement expérimental sur des animaux.

La possibilité d'un résultat avait été longtemps niée.

Spallanzani [1], auquel la science doit tant de découvertes utiles, surtout au point de vue de la génération, Spallanzani fut le premier qui tenta l'injection de semence d'un chien dans la matrice d'une chienne en chaleur, au moyen d'une seringue chauffée à 30° Réaumur. L'expérience eut un plein succès et soixante-deux jours après la chienne mit bas trois petits vivants.

Hunter conseilla l'expérience chez l'homme, et un sujet atteint d'hypospadias parvint, par un moyen semblable, à rendre sa femme enceinte.

Depuis ces expériences, on ne tenta guère d'user de ces moyens, quoique, dans un autre ordre d'idées et sur des êtres tout différents, la fécondation artificielle fut si longuement et si utilement appliquée, par exemple à la pisciculture et à l'horticulture.

Aujourd'hui cependant, les gynécologistes reconnaissent l'utilité de la fécondation artificielle chez la femme, lorsque des déformations de ses organes génitaux, des flexions du corps de l'utérus

---

[1] SPALLANZANI, *Opuscules de physique animale et végétale* ; traduction par Senebier. 1777.

sur le col, sans oblitérer complétement le canal utérin, rendent difficile ou impossible le rétablissement
de sa direction rectiligne. Le chirurgien Marion
Sims (de New-York), dont nous avons eu à plusieurs reprises déjà l'occasion de citer le nom [1], a
fait une série d'expériences à ce sujet, dans les conditions les plus défavorables, et a vu une fois survenir la conception.

En France, Girault [2] a été plus heureux : il est
parvenu ainsi à rendre mères huit femmes que dé-
solait leur stérilité, et même, dans un cas, il a produit une grossesse gémellaire. Il a fallu chez certains
sujets répéter plusieurs fois la même tentative pour
obtenir un heureux résultat. Plusieurs médecins
français, Gigon, Lesueur, Delaporte, ont également
réussi dans leurs fécondations artificielles [3], et les
gynécologistes les plus éclairés ne se montrent plus
hostiles aux tentatives de ce genre [4].

Dans la fécondation artificielle, l'*injection* se fait
le plus souvent jusque dans la *cavité du corps de
l'utérus ;* et, en effet, l'opération est le plus souvent

---

[1] Marion Sims, *Notes cliniques sur la chirurgie utérine.* Paris,
1866.

[2] Girault, *Étude sur la génération artificielle dans l'espèce
humaine.* Paris, 1869.

[3] Gigon, Lesueur, Delaporte, Observations de fécondations artificielles (*Réforme médicale*, août et septembre 1867).

[4] Voyez A. Courty, *Traité pratique des maladies de l'utérus.*
Paris, 1870.

indiquée par un rétrécissement siégeant au niveau
de l'union du corps et du col de la matrice (voyez.
p. 45). Ces injections dans l'utérus sont sans danger, car elles n'ont pas donné un seul accident à
Girault sur vingt-sept injections réparties entre
douze femmes. D'autre part, les spermatozoïdes
conservent beaucoup mieux leur vitalité dans l'utérus que dans le vagin, et Sims a fait à ce sujet des
observations très-intéressantes au point de vue physiologique. Dans un cas : « Acte sexuel à onze heures
du soir le samedi ; examen microscopique des sécrétions le lundi, à trois heures de l'après-midi, c'est-à-
dire quarante heures après. Le mucus vaginal contient
quelques spermatozoïdes morts, aucun de vivant ; le
mucus cervical (du col de l'utérus) en contient un
grand nombre très-vivaces et peu de morts. »
D'observations semblables, Sims conclut : 1° que les
spermatozoïdes ne vivent jamais plus de douze heures
dans le mucus vaginal ; 2° qu'ils vivent, au contraire,
beaucoup plus longtemps dans le mucus utérin.

Le manuel opératoire de la fécondation artificielle est très simple. Le professeur Courty a donné
l'indication du procédé le meilleur pour conserver
au sperme sa vitalité et sauvegarder en même temps
les lois de la pudeur et toutes les convenances [1].

---

[1] COURTY, *Traité pratique des maladies de l'utérus*, 2° édition,
p. 1104.

Quant à l'appareil à injection, Sims se servait d'une petite seringue de verre, analogue à la seringue de Pravaz, mais munie d'une canule légèrement courbe, selon le degré d'antéflexion de l'utérus : il poussait l'injection très-lentement et goutte à goutte.

Il va sans dire que dans ce procédé comme dans les suivants, l'instrument est préalablement chauffé et maintenu autant que possible à la température normale du sperme éjaculé (35 à 37°).

Lesueur rapporte qu'un tampon couvert de sperme et introduit au fond du vagin lui a complétement réussi.

Mais le procédé le plus simple est celui de Girault, d'autant qu'il faut, on ne saurait trop le répéter, porter la semence jusque dans l'utérus : « Au lieu d'une seringue, je préfère, dit cet auteur, dans la généralité des cas, introduire le sperme dans une sonde, placer celle-ci dans le col de l'utérus, et souffler avec la bouche, attendu que s'il y a peu de sperme, il peut rester dans la seringue, tandis que par l'insufflation il faut que tout pénètre dans la matrice. »

Enfin M. Félix Roubaud a même présenté à l'Académie de médecine, en avril 1872, une petite seringue présentant, pour la fécondation artificielle, des avantages tout spéciaux, sur lesquels nous ne saurions nous étendre ici.

Nous avons suffisamment insisté sur ce sujet, notre intention n'étant que de mettre le lecteur au courant des tentatives et des succès récents de la médecine dans le difficile problème de la génération.

d. — Nous avons parlé jusqu'ici des causes naturelles qui mettent obstacle à l'accomplissement d'un des instincts les plus puissants de l'homme et des animaux, celui de perpétuer l'espèce et de vivre dans de nouvelles générations. Mais cet instinct lui-même s'égare et les obstacles sont alors artificiellement créés. Comme nous faisons l'histoire de la génération et non celle des aberrations auxquelles peut donner lieu le sens génital, nous ne nous arrêterons pas sur les pratiques que l'on a caractérisées par l'expression de *fraudes dans l'accomplissement des fonctions génératrices.*

Un médecin, M. L. Bergeret, a publié sur ce sujet un livre intéressant, riche d'observations, et qu'il faut placer à côté du traité de Tissot sur l'*onanisme* (voyez p. 142). C'est à cet ouvrage que nous renvoyons le lecteur [1]. Il y verra justement flétri le vice qu'on a encore appelé *onanisme conjugal*, quelles que soient les formes sous lesquelles il s'exerce, soit qu'il reproduise simplement le péché

[1] L. F. E. BERGERET, *Des fraudes dans l'accomplissement des fonctions génératrices;* 2ᵉ édition, Paris, 1873.

d'Onan [1], soit qu'il ait recours à l'usage de l'enveloppe protectrice inventée par le docteur Condom. Il y verra exposées, par des exemples frappants, les funestes conséquences qui en résultent pour les individus, pour la famille et pour la société. Il y verra que les préceptes de l'hygiène sont toujours d'accord avec les lois de la saine physiologie et que jamais impunément les sexes ne dévient des voies que leur a tracées la nature pour la satisfaction du penchant qui les entraîne l'un vers l'autre.

CHAPITRE III

QUELQUES CONSIDÉRATIONS SUR LE DÉVELOPPEMENT DE L'ŒUF FÉCONDÉ

On donne le nom d'*embryologie* à l'étude des phénomènes d'*évolution successive* par lesquels l'ovule, c'est-à-dire une simple cellule, se transforme en définitive en un être complet, semblable à ceux qui l'ont procréé.

L'*embryologie* est une des parties les plus difficiles des sciences naturelles : aussi ne pouvons-nous

[1] *Genèse*, chap. XXXIII, v. 6 et suiv.

ici qu'effleurer ce sujet délicat. Nous voulons nous borner à indiquer en quelques mots les phénomènes les plus saillants du développement, et acquérir quelques notions qui nous seront indispensables pour ce que nous aurons à dire plus tard de la *grossesse*.

a. — Lorsque l'ovule n'a pas encore été en contact avec les spermatozoïdes, il se présente sous la forme d'un élément anatomique des plus simples : c'est une *cellule*, c'est-à-dire une petite sphère de matière vivante *(protoplasma* des auteurs). Cette sphère, dont le diamètre s'élève au plus à $1/10^e$ de millimètre, se compose, comme la plupart des cellules, de plusieurs parties : 1° une *enveloppe* nommée *membrane vitelline;* 2° un contenu, le *vitellus;* 3° un *noyau*, qui renferme lui-même un *nucléole*.

Quand l'ovule a été pénétré par l'élément fécondateur (voyez p. 201), il se passe en lui une série de phénomènes, qui, d'une simple cellule, fera bientôt un amas cellulaire, et finalement un corps organisé, un embryon à organes et tissus distincts. Le *vitellus se segmente,* c'est-à-dire se divise en deux moitiés, lesquelles se subdivisent à leur tour, et bientôt la membrane vitelline, dont la capacité a augmenté de volume, renferme une masse innombrable de ces sphères de *segmentation du vitellus.* Tels sont les éléments qui vont former les tissus du nouvel être.

En effet, les cellules ou sphères de segmentation du vitellus viennent se tasser sur un point de la face interne de la membrane vitelline et y constituent un ovoïde allongé, qui n'est autre chose que le corps du futur embryon. Mais jusque-là toutes les cellules de ce corps informe sont semblables entre elles ; c'est par un phénomène tout nouveau, par une *différentiation* de forme et de propriétés, que ces cellules vont constituer les *tissus* du fœtus, ses *organes* et ses *enveloppes*.

b. — Mais les organes maternels prennent aussi part à la formation de ces enveloppes. Voyons donc les rapports que l'on constate entre l'ovule et les organes de la mère.

Les phénomènes de segmentation et de groupements cellulaires que nous venons de décrire, se produisent tandis que l'ovule chemine dans le canal de la trompe (voyez p. 200) pour arriver jusque dans l'utérus. Lorsqu'il est parvenu dans la cavité de cet organe, il s'y fixe pour y achever son développement.

En effet, la matrice, au moment où elle reçoit l'ovule, présente une muqueuse très-hypertrophiée (voyez p. 46), qui s'avance dans l'intérieur de la cavité utérine sous forme de plis plus ou moins prolongés : c'est, qu'on nous permette l'expression, dans une vallée comprise entre deux de ces plis, que vient se loger l'ovule déjà relativement volumineux et segmenté : il se plonge ainsi dans une sorte de cratère, de nid; les bords de cette demi-cavité prennent aussitôt un accroissement considérable; ils entourent complétement l'ovule, et l'emprisonnent dans une loge parfaite.

Tel est le rôle de la muqueuse utérine : elle forme à l'ovule une enveloppe complète : plus tard, lors de l'accouchement, cette muqueuse se détachera de la paroi de l'utérus, elle sera expulsée ; aussi lui a-t-on donné le nom de *membrane caduque*. La *caduque* est donc la première, la plus externe des enveloppes de l'embryon ; elle provient directement des organes maternels.

Voyons comment se forment les autres membranes, aux dépens même des éléments de l'ovule segmenté.

Mais nous devons d'abord signaler un fait important : c'est que jusqu'ici l'ovule, avant, pendant et après le phénomène essentiel de la segmentation, s'est nourri par simple imbibition, aux dépens des liquides albumineux qui baignent le canal de la trompe de Fallope, la cavité de l'utérus et la caduque. Les membranes que va former l'ovule sont destinées à donner à l'embryon un appareil régulier *d'absorption*, car une simple imbibition par endosmose ne pourrait plus suffire à ce jeune organisme de jour en jour plus volumineux et plus complexe. Elles sont aussi destinées à le protéger.

c. — Ces membranes sont le *chorion* et l'*amnios*. Comment se forment-elles ? Nous renonçons à le décrire ici, car cette étude est l'une des plus délicates de l'embryologie, et nous ne pourrions en donner une idée exacte sans entrer dans des détails que ne comporte point cet ouvrage [1].

1° Nous dirons seulement, que par un phénomène particulier d'involution, l'amas cellulaire qui va devenir corps de l'embryon, s'enfonce vers le centre de la cavité vitelline, en entraînant avec lui la portion de membrane vitelline correspondante. Il en résulte, à ce niveau, une dépression, analogue à celle que l'on produirait sur une sphère de pâte en y appuyant la pulpe d'un doigt : le fond de cette dépression est occupé, cela résulte des faits précédents, par le corps de l'embryon ; mais les bords de cette dépression s'élèvent de plus en plus et tendent à se rejoindre, pour se confondre, en un orifice de plus en plus petit, comme l'ouverture d'une blague

---

[1] Voyez Velpeau, *Embryologie ou Ovologie humaine,* contenant l'histoire descriptive et iconographique de l'œuf humain. Paris, 1833 ; — Breschet, *Études anatomiques, physiologiques et pathologiques de l'œuf dans l'espèce humaine,* 1 vol. in-4 avec 6 pl. Paris, 1835 ; — Bischoff, *Traité du développement de l'homme et des animaux,* in-8. Paris, 1843 ; — Beaunis et Bouchard, *Nouveaux éléments d'anatomie descriptive et d'embryologie;* 2° édition. Paris, 1873.

à tabac ou d'une bourse, ouverture qui se fronce à mesure que l'on tire sur les cordons destinés à la fermer.

Bientôt cet orifice s'efface lui-même tout à fait, et la dépression primitive se trouve transformée en une cavité close, en une poche, au fond de laquelle se développe l'embryon. Cette poche se remplit de liquide essudé par ses parois.

Telle est l'origine de la *poche amniotique*, de la *membrane amniôs* et du *liquide amniotique* dans lequel est baigné et suspendu le fœtus, mis ainsi à l'abri des chocs violents et en général de toutes les commotions qui pourraient compromettre son existence (pl. VII, *fig*. 4, A).

2° Nous connaissons dès maintenant, au moins de nom, deux des membranes de l'œuf utérin : la plus externe est la *caduque ;* la plus interne est l'*amnios*. C'est entre elles deux que se développe le *chorion*.

On le devine facilement par les descriptions précédentes, la place du chorion est d'abord occupée par l'ancienne *membrane vitelline*, à laquelle se substitue peu à peu une nouvelle production, émanant du corps de l'embryon. En effet, sur la face du corps de l'embryon opposée à la cavité de l'amnios, sur la face qui prendra le nom de *côté ventral*, au niveau du futur ombilic, on voit se produire, aux dépens des cellules de l'amas embryonnaire, une végétation dont la masse peut être, quant à sa forme, comparée à un champignon : c'est le *bourgeon allantoïdien*. Il s'étend de plus en plus, de manière à s'insinuer par sa partie la plus large (chapeau du champignon) entre la caduque et l'amnios, et parvient bientôt ainsi à former une membrane complète, interposée entre les deux précédentes : cette membrane prend le nom de *chorion*.

Nous avons négligé, et avec intention, de parler d'une formation transitoire, la *vésicule ombilicale*, parce que cet organe ne présente que peu d'intérêt pour l'embryologie humaine. Il disparaît de bonne heure. Sa présence chez le fœtus humain indique les rapports qui établissent une étroite parenté entre les êtres des divers degrés de l'échelle des vertébrés : en effet, cet organe, tout à fait secondaire chez les mammifères, est au contraire de la plus haute importance pour les embryons d'oiseaux, auxquels il fournit, pendant toute la durée du développement, une provision de nourriture, absorbée par un appareil circulatoire particulier : cet appareil circulatoire existe aussi un instant chez le fœtus humain, mais il disparaît bientôt pour être remplacé par les vaisseaux de l'*allantoïde* et du *chorion*.

3° Nous voici donc ramenés à compléter l'étude de l'*allantoïde* et de son expansion membraneuse, le *chorion*; nous verrons par là quelle est l'origine et la nature d'un organe important, provenant des précédents, et que l'on nomme le *placenta*.

A peine l'*allantoïde* (voyez plus haut) a-t elle acquis une certaine dimension, que l'on voit se former en elle des *vaisseaux sanguins*, qui s'étendent et envahissent bientôt toute l'étendue de son expansion interposée entre la caduque et l'amnios, c'est-à-dire toute l'étendue du *chorion*. On dit alors que le chorion est *vasculaire*. En une région qui correspond au point où l'œuf touche les parois utérines, le chorion vasculaire acquiert bientôt une épaisseur et un développement considérables. Il forme des saillies qui s'entrelacent avec des saillies semblables développées sur la face correspondante de la caduque, également hypertrophiée en ce point. Ces deux masses, l'une appartenant au chorion, l'autre à la caduque, ainsi hypertrophiées et intimement soudées, forment une sorte de gâteau circulaire et épais que l'on nomme le *placenta* (pl. VII, *fig.* 4, P).

Qu'est-ce donc, au point de vue de ses fonctions, que le placenta? Il sera facile de répondre à cette question, si nous nous rappelons que la portion du placenta formée par la membrane caduque appartient par ce fait même à l'utérus, c'est-à-dire à la mère ; qu'elle reçoit en abondance des vaisseaux sanguins appartenant à l'organisme maternel. Qu'au contraire la portion formée par le chorion appartient au fœtus, qu'elle renferme les ramifications des vaisseaux allantoïdiens ; que ces vaisseaux s'avancent dans des saillies, dans de longues papilles qui plongent dans la portion maternelle.

On le voit donc, le placenta est le lieu des échanges nutritifs entre l'organisme fœtal et l'organisme maternel. C'est là que le sang de l'être en voie de formation vient s'enrichir par endosmose de matériaux puisés dans le sang maternel, matériaux qu'il apporte ensuite à l'embryon en suivant le trajet des vaisseaux dont l'ensemble (pl. VII, *fig*. 4, v), forme le *cordon* (ancien pédicule de l'allantoïde) ; ce sont les vaisseaux ombilicaux, ainsi nommés parce qu'ils pénètrent dans le corps du fœtus en traversant l'ouverture qui deviendra plus tard cicatrice ombilicale (voyez chap. suivants et pl. VII, *fig*. 4, c).

4° Nous connaissons donc, dès maintenant, comment le jeune organisme se forme des membranes d'enveloppe ; comment il va puiser dans le sein maternel les éléments de sa nutrition et de son développement, absolument comme une plante va chercher, par ses racines, sa nourriture dans le sein de la terre. Le placenta est le lien important où le fœtus emprunte les substances nécessaires à sa vie, c'est par là aussi qu'il rejette, par exosmose, les matériaux devenus inutiles et nuisibles ; c'est là qu'il puise de l'oxygène et qu'il rejette de l'acide carbonique ; en un mot, c'est là qu'il se nourrit, qu'il respire, qu'il excrète.

Toutes les fonctions se trouvent réunies en un même point, et s'y trouvent singulièrement simplifiées, car,. en définitive, c'est la mère qui absorbe, qui respire, qui excrète, pour l'enfant qu'elle porte dans son sein. Pendant toute la durée de la vie intra-utérine le jeune être est comparable à un parasite greffé sur un individu aux dépens duquel il se nourrit et se développe.

Ces considérations, difficiles à bien comprendre dans leurs détails, quelques efforts que nous ayons faits pour en simplifier l'étude, ces considérations nous permettront de mieux comprendre les phénomènes de la grossesse et de l'accouchement, phénomènes sinon plus importants, du moins bien plus intéressants au point de vue pratique.

d. — Il serait sans doute du plus haut intérêt d'indiquer ici par quelle succession de métamorphoses se constituent les organes, le squelette, les membres du fœtus. Mais ce serait entrer dans une étude que le lecteur ne saurait aborder sans des connaissances préalables très-approfondies en anatomie et en physiologie. Nous nous contenterons donc, toujours dans l'intérêt des chapitres suivants, de donner quelques rapides indications sur les dimensions, le poids et l'aspect général que présente l'embryon aux périodes les plus importantes de son développement [1].

Douze jours après la fécondation, l'embryon humain est long de 2 millimètres (pl. VII, *fig*. 2).

Quarante jours après la fécondation, il est long de 30 millimètres et pèse 2 grammes 50. On distingue dès lors une tête qui forme la moitié du corps, quant à la masse ; deux points noirs dirigés en dehors sont les rudiments des yeux, et une fente transversale indique la bouche. Le cordon ombilical s'insère tout près de l'extrémité inférieure du corps : les quatre membres ne se dessinent encore que comme quatre verrues ou papilles à peine saillantes et informes (pl. VII, *fig*. 2).

Vers la fin du deuxième mois après la conception, l'embryon a environ 45 millimètres : la tête se sépare déjà du tronc par un sillon qui sera le cou : la main se dessine en formant, comme longueur, presque la moitié du membre thoracique. Les organes génitaux se dessinent déjà par la fente dont nous avons parlé précédemment (voyez *hermaphrodites*, p. 63). Dès ce moment l'*embryon* prend le nom de *fœtus*.

A trois mois, le placenta étant parfaitement

---

1 Voyez pour plus de détails, *Dictionnaire de médecine*, de E. LITTRÉ, et CH. ROBIN, article EMBRYON, etc , etc. 1873.

formé, le fœtus, long de 13 à 15 centimètres, pèse environ 80 grammes : la tête est nettement dessinée ; le pavillon de l'oreille apparaît sous forme d'une saillie ; les membres sont bien détachés du corps, mais fléchis sur le tronc ; les masses musculaires commencent à se dessiner sous la peau.

A six mois, le fœtus, long de 33 centimètres, pèse plus de 1 kilogramme. La tête présente des cheveux peu colorés ; les ongles ont apparu à l'extrémité des doigts (pl. VII, *fig*. 4).

A sept mois, il est long de 40 centimètres et pèse plus de 2 kilogrammes ; la peau est couverte de matière sébacée : le squelette cartilagineux est complet et ossifié déjà dans une grande étendue. Nous verrons plus loin que l'enfant peut être déjà viable à cet âge.

A neuf mois, le fœtus est à terme, c'est-à-dire qu'il pourra dès lors abandonner le sein maternel, ne plus emprunter ses fonctions à un organe placentaire : respirer librement dans l'air extérieur ; digérer et assimiler une nourriture appropriée à ses jeunes organes, etc.

Il est long de 46 à 50 centimètres ; il pèse environ 3 kilogrammes 500 grammes. Les membres inférieurs, bien développés, forment le tiers de la longueur du corps.

CHAPITRE IV

DE LA GROSSESSE

On appelle *grossesse* l'état dans lequel se trouve une femme qui a été fécondée, jusqu'à l'expulsion du produit de la fécondation.

A. — *De la grossesse normale ou utérine et des grossesses extra-utérines*

Nous avons vu que la fécondation a lieu normalement au niveau de l'ovaire et qu'aussitôt l'ovule parcourt le trajet de la trompe pour venir se développer dans l'utérus. C'est ce qui constitue la *grossesse normale* ou *utérine;* mais, dans quelques circonstances exceptionnelles, l'œuf peut s'arrêter dans ce trajet et se développer en un autre point que l'utérus : il se produit alors une grossesse *extra-utérine*. Ces cas sont rares; nous n'en dirons que quelques mots en passant [1].

Les *grossesses extra-utérines* ont pour causes

[1] Voyez Stoltz, *Nouveau Dictionnaire de médecine et de chirurgie pratiques*, t. XVII, art. Grossesse. Paris, 1873.

toutes les circonstances qui peuvent empêcher l'ovule de parcourir le canal de la trompe; telles sont les affections qui ont pu amener un rétrécissement de ce conduit. On attribue aussi une grande influence aux émotions morales, à une frayeur, par exemple, qui surviendra pendant la copulation ou peu après : cette secousse nerveuse provoquerait alors un spasme ou une paralysie de la trompe et l'empêcherait de recevoir l'ovule et de le transmettre à l'utérus. On cite des observations où une violence faite à la femme, un coup porté sur le ventre peu après le coït, semblerait avoir été la cause de l'arrêt de l'ovule dans sa migration depuis l'ovaire jusqu'à la cavité utérine.

Quelles qu'en soient les causes, d'ailleurs fort obscures, la grossesse extra-utérine peut présenter plusieurs variétés, c'est-à-dire que l'ovule peut s'arrêter et se fixer en divers points de son trajet, et que, selon qu'il se développe au niveau même de l'ovaire, ou bien qu'il tombe dans la cavité abdominale (dans le *péritoine)*, ou bien enfin qu'il subit son évolution dans une partie quelconque du canal de la trompe, il se produit une grossesse *ovarique, abdominale (péritonéale)* ou *tubaire.*

Dans ces différents cas, l'ovule, égaré ou arrêté dans son trajet, se développe cependant et emprunte aux organes contre lesquels il s'est attaché les éléments de sa nutrition, comme il les emprunte normalement à la muqueuse utérine lorsqu'il est venu se greffer sur elle. Ce travail amène dans tout l'organisme de la femme des modifications semblables à celles que produit la *grossesse normale*, telles que *suppression des règles, augmentation de volume de l'utérus, turgescence des mamelles*, etc.; mais à ces signes ordinaires se joignent bientôt des symptômes orageux qui se terminent par des *accidents* de la plus haute gravité. L'abdomen est très-douloureux, et cette douleur s'accompagne souvent de fièvre, comme dans une inflammation des organes du bas-ventre.

Parfois, vers le troisième ou le cinquième mois, le kyste qui renferme le fœtus, ne trouvant pas les moyens de contention que lui présentent normalement les parois de la matrice, se rompt et vide son contenu dans la cavité abdominale : il en résulte une hémorrhagie interne et une péritonite mortelles.

Parfois aussi l'œuf atteint sa *maturité*, et le fœtus, complétement développé, ne pouvant être expulsé, meurt sur place et joue dès ce moment le rôle de corps étrangers. Bien singulières sont alors les modifications qu'il peut présenter et l'influence qu'il peut exercer sur l'organisme maternel. Ou bien le petit cadavre subit la dégénérescence graisseuse, et s'incrustant en même temps de sels calcaires, il se transforme en un corps dur, inaltérable, nommé *lithopède*, complétement inoffensif, et qui ne gêne que par son poids et la déformation qu'il imprime au ventre. Ou bien le fœtus se ramollit, se décompose, amène une inflammation de ses enveloppes, qui se rompent, soit dans l'abdomen, d'où péritonite mortelle, soit vers l'extérieur, par un trajet fistuleux établi grâce aux adhérences que le kyste a contractées avec la paroi abdominale. On voit alors les débris du fœtus s'éliminer peu à peu à l'extérieur, comme les fragments d'os que l'on retire du foyer d'une longue suppuration osseuse.

Ces aberrations de la nature nous ont paru assez singulières pour mériter d'être rapidement mentionnées ici.

On voit que la *terminaison des grossesses extra-utérines* est le plus souvent fatale à la mère. Hâtons-nous d'ajouter que la *gastrotomie*, qui dans ces dernières années a donné de si beaux résultats pour l'extirpation des kystes de l'ovaire (voyez p. 78), permet ici encore au chirurgien d'aller directement, par l'ouverture de la paroi abdominale, porter son action sur l'œuf et ses enveloppes, et non-seulement de conserver la vie à la mère, mais encore de donner le jour au fœtus, si l'opération est pratiquée à une époque où celui-ci est devenu *viable* hors de l'organisme maternel.

B. — De la grossesse utérine; ses signes

En même temps que l'œuf se développe au contact de la muqueuse utérine, la matrice augmente de volume pour pouvoir le contenir ; mais ce changement de forme et de capacité est accompagné d'un changement de structure, car les fibres musculaires qui composent les parois de l'utérus deviennent plus nombreuses, plus fortes, plus contractiles, elles se préparent en un mot à accomplir l'acte de la *parturition*.

D'autre part les *mamelles* elles-mêmes deviennent le siége d'un travail qui les rendra propres aux fonctions de la *lactation*.

Enfin, la nature se trouvant satisfaite par la présence d'un produit de fécondation en voie de développement, l'*ovulation* est suspendue ainsi que la *menstruation*.

C'est l'ensemble de cet état que l'on désigne sous le nom de *grossesse* ou de *gestation*, et c'est la réunion de ces différents phénomènes, plus ou moins importants, qui constitue les *signes* plus ou moins certains de la *grossesse*.

La *durée normale de la grossesse* est de *neuf mois*, c'est-à-dire de 270 à 280 jours ; le produit de la conception peut être expulsé plutôt, mais alors il manque de la maturité nécessaire à la vie indépendante du nouvel être : cependant dès le *septième mois* (215 à 220 jours) celui-ci est *viable* ; mais un grand nom bre de signes permettent alors à l'homme de l'art de reconnaître que son expulsion a été prématurée.

Quant aux *grossesses prolongées*, il est aujour-d'hui reconnu par les accoucheurs les plus éminents que la grossesse ne peut pas dépasser de plus de quinze jours la durée maximum que nous avons indiquée précédemment. Les faits de naissances précoces et de grossesses prolongées ont donné lieu à de vives controverses, et l'on s'explique facile-ment l'intérêt que peuvent y attacher les médecins et les légistes, quand on songe qu'elles se ratta-chent à la question de *paternité* et à toute une série d'idées de la plus haute importance au point de vue social.

Nous venons d'énoncer les limites qu'a fixées l'observation scientifique ; quant à la loi française elle est à peu près d'accord avec ce résultat, et elle a coupé court à tous les procès scandaleux, en admettant la légitimité des enfants nés le 180ᵉ jour après le mariage et le 300ᵉ après la dissolution de ce lien ou après la possibilité de la cohabitation. Ajoutons cependant qu'en Angleterre la loi a mon--tré plus de condescendance en regardant comme possible une grossesse de 311 jours, et qu'en Alle-magne elle est fixée à 302 jours.

On divise d'ordinaire la grossesse en *trois périodes* de trois mois chacune. Les signes que l'on peut constater dans ces périodes n'ont pas tous une égale valeur pour établir positivement l'existence d'une grossesse : on a l'habitude de les classer en *signes incertains*, *signes probables* et *signes certains*. Nous allons, en faisant l'étude de la gestation, indiquer rapidement l'ordre d'apparition et l'importance de ces signes, selon chaque période ; mais nous pouvons déjà faire prévoir que les *signes absolument certains* ne se montrent qu'à la fin de la seconde et pendant toute la durée de la troisième époque de la grossesse.

Nous pourrions remplir un volume, si nous voulions rapporter ici, comme curiosités historiques, toutes les sottes recettes et expériences au moyen desquelles on a prétendu reconnaître la grossesse : c'est là un curieux chapitre de l'histoire des *préjugés populaires* ; nous en citerons seulement quelques exemples :

« On ne se contente pas, dit Venette [1], d'avoir des signes communs, on fait encore quantités d'expériences, à l'imitation de l'antiquité, pour découvrir la grossesse d'une femme. Les uns frottent d'un rouge les yeux de celle que l'on soupçonne grosse ;

---

[1] VENETTE, *Tableau de l'amour conjugal*, t. III, p. 32, 1832.

et, si la chaleur pénètre la paupière, on ne doute•
plus après cela que cette femme ne soit enceinte.

« Les autres tirent de son corps quelques gouttes
de sang, et après les avoir laissées tomber dans
l'eau, ils conjecturent qu'elle est grosse si le sang
va au fond.

« Quelques-uns, après avoir mis dans ses parties
naturelles une gousse d'ail, ou fait brûler de la
myrrhe, de l'encens, ou quelqu'autre chose aromatique, pour lui en faire recevoir la vapeur par le
bas, croient qu'elle est grosse, si elle ne ressent
point quelque temps après à la bouche ou au nez
l'odeur de l'ail ou des choses aromatiques.

« Il y en a encore qui font diverses expériences
sur l'urine. Ils considèrent cette liqueur dès qu'on
la rend, et après l'avoir trouvée troublée et de couleur de l'écorce de citron mûr, avec de petits atomes
qui s'y élèvent et qui y descendent, ils disent qu'elle
a conçu.

« D'autres laissent l'urine pendant la nuit dans un
bassin de cuivre, où l'on a mis une aiguille fine ;
et, s'ils observent le matin quelques points rouges
sur l'aiguille, ils ne doutent plus de la grossesse.

« Quelques autres prennent parties égales d'urine
et de vin blanc : si l'urine, après avoir été agitée,
paraît semblable à du bouillon de fèves, ils assurent
que la femme est grosse.

« Les autres laissent pendant trois jours reposer à l'ombre, dans un vaisseau de verre bien bouché, l'urine d'une femme ; et, après l'avoir coulée par un taffetas clair, s'ils rencontrent de petits animaux sur le taffetas, ils ne font pas difficulté d'affirmer que la femme est grosse. »

Nous pensons que ces quelques exemples suffisent, et nous reprenons immédiatement l'étude de la grossesse d'après des données positives.

Première période. — La fécondation est souvent indiquée à la femme par une série de *sensations particulières*, par un malaise inexprimable, des défaillances, des nausées, des frissonnements ; mais ce qui éveille surtout l'attention de la femme c'est la cessation du flux menstruel. A l'époque où les règles devaient revenir, les organes génitaux se congestionnent, l'irritabilité du système nerveux est plus grande, les sensations particulières que nous venons d'indiquer deviennent plus fréquentes et plus intenses, mais l'écoulement sanguin ne se produit pas. Cette *suppression de la menstruation* est certainement un des meilleurs signes qui puissent alors faire soupçonner la grossesse ; mais ce n'est là qu'un *signe probable*, ainsi qu'on le comprendra facilement en se souvenant des nombreuses circonstances que nous avons précédemment énoncées (voyez p. 237) comme propres à suspendre l'écoulement cataménial, et en n'oubliant pas qu'il existe plusieurs observations de femmes qui ont continué à être réglées pendant toute la durée de la grossesse ou au moins pendant quelque temps encore.

Le *développement de l'utérus*, au début de cette période, n'est pas très-considérable, ni surtout très-facile à constater, parce que tout d'abord la *matrice s'enfonce dans l'excavation du bassin*, par suite de son augmentation de poids. Elle ne remonte que lorsque, trop volumineuse pour pouvoir rester enfermée dans le petit bassin, son corps prenant comme point d'appui sur le rebord du détroit supérieur, elle le dépasse par en haut et vient alors se développer dans la cavité abdominale. Ce déplacement ne se produit que vers le *quatrième mois*.

Mais cependant avant cette époque, c'est-à-dire pendant la première période, la forme de la matrice s'est assez modifiée, le col s'est assez effacé et ses èvres assez tuméfiées pour que le doigt explorateur, pénétrant dans le fond du vagin, permette de constater que l'*orifice du museau de tanche est fermé hermétiquement* chez les primipares, que les *lèvres en sont gonflées*, comme *infiltrées, lisses*, chez les pluripares, que la matrice est plus volumineuse, plus résistante, moins mobile.

Mais ce ne sont encore là que des *signes incer-*

tains, ou tout au plus *probables*, car une foule d'affections peuvent amener des modifications analogues dans le volume de l'utérus et la forme de son
extrémité inférieure.

La sympathie qui unit la glande mammaire aux
organes du petit bassin se manifeste dès le début de
la grossesse : à partir de la première suppression
menstruelle *les seins se gonflent*, deviennent douloureux, luisants, sillonnés de veines bleuâtres très-
apparentes ; le mamelon et son aréole se colorent
d'un brun beaucoup plus foncé qu'à l'état normal,
et l'on voit se dessiner sur la surface aréolaire de
petites saillies qui correspondent à autant de glandes
sébacées hypertrophiées. Ces *signes* sont déjà d'une
grande importance ; mais nous savons que des modifications analogues peuvent se produire sympa-
thiquement sous l'influence de troubles pathologiques des organes génitaux internes.

Cependant l'état des mamelles, s'il accompagne
un gonflement de l'utérus, une suppression complète
des règles, pourra acquérir la valeur d'un signe
très-probable, s'il est joint de plus aux divers troubles généraux que nous allons indiquer.

C'est en effet dans la première période, c'est-à-
dire pendant les trois premiers mois que se montrent, dans l'organisme féminin, les *troubles généraux* les plus intenses et parfois les plus bizarres,

appelés *phénomènes sympathiques de la grossesse* [1]. Ces troubles, considérés isolément, ne constituent que des *signes* tout à fait *incertains*, et n'acquièrent quelque valeur que s'ils accompagnent les modifications précédemment énoncées. Ce sont surtout des malaises généraux, des troubles gastriques, des nausées, des vomissements, des appétits singuliers, des migraines intenses, des névralgies atroces ; un dégoût absolu pour certains aliments, et surtout pour les viandes. Aussi l'organisme paraît-il profondément atteint : le teint pâlit, les yeux s'entourent d'un cercle noirâtre, le regard est éteint, et la femme présente l'aspect d'une personne très-anémique. Le front se couvre parfois de *taches pigmentées*, qui s'étendent plus ou moins loin vers le visage, sur les paupières, sur le nez, c'est ce qu'on appelle le *masque*.

Enfin les troubles nerveux peuvent atteindre un degré plus élevé, et un état primitif de langueur et de mélancolie se transformer parfois en monomanie, en lypémanie, en un mot en diverses variétés de folie. La médecine légale a dû à plusieurs reprises se prononcer sur la question de savoir si la grossesse peut *troubler les facultés intellectuelles* au point d'excuser des délits et des crimes (voyez p. 75).

---

[1] Voyez Th. David, *De la grossesse au point de vue de son influence sur la constitution de la femme.* Paris, 1868.

Tout en reconnaissant qu'une femme grosse possède généralement son libre arbitre, il faut faire la part, dans certains cas, de troubles cérébraux réellement maniaques, et toujours tenir compte des dispositions exceptionnelles qui rendent en tout cas la femme *plus sensible et plus impressionnable* [1].

SECONDE PÉRIODE. — Dès le quatrième mois les *troubles sympathiques* que nous venons de passer en revue tendent à disparaître : l'appétit revient; les digestions sont faciles et rapides; les symptômes nerveux tendent aussi à s'effacer, et toutes les fonctions de la femme se concentrent vers le *travail de nutrition* qu'exige le rapide développement du nouvel être contenu dans la cavité utérine (voyez p. 250 et 255).

Aussi l'*augmentation du volume de la matrice* devient-elle très-sensible à la palpation, en même temps qu'elle se révèle à l'extérieur par la saillie manifeste du ventre; mais cette *saillie*, qui, pour le public, est le signe certain de la grossesse, n'est pour le médecin qu'un *signe* des plus *incertains*, puisque un grand nombre de tumeurs abdominales peuvent provoquer une manifestation tout à fait semblable. Il faut, pour que ce signe acquière quel-

[1] Voyez MARCÉ, *Traité de la folie des femmes enceintes, des nouvelles accouchées et des nourrices.* Paris, 1858.

que valeur, qu'il soit d'accord avec les autres symptômes, et qu'en particulier la palpation et le toucher
vaginal permetttent de constater l'état de l'utérus.

Pendant cette seconde période de trois mois, le
fond de l'utérus monte en effet successivement depuis le niveau supérieur du pubis jusqu'au niveau
ou un peu au-dessus de l'ombilic. Il est alors facile
de palper cet organe et de s'assurer de la nature de
la tumeur abdominale. Enfin l'oreille appliquée sur
l'abdomen permet de saisir certains phénomènes
qui se passent dans la matrice ou dans le corps du
fœtus, phénomènes qui se traduisent par des *bruits*
particuliers : l'*auscultation*, appliquée à l'art des
accouchements et au diagnostic de la grossesse, est
pour notre siècle une des plus belles conquêtes des
sciences médicales.

Les *bruits* que révèle l'*auscultation de l'utérus*
à travers les parois de l'abdomen sont au nombre
de deux :

1° C'est un *bruit soufflé*, qu'on entend dès le
quatrième mois de la grossesse, et qui paraît avoir
pour siége les gros vaisseaux sanguins de la matrice. Cet organe présente, pour la nutrition de
l'œuf, d'énormes sinus sanguins dans lesquels viennent plonger les racines ou *villosités du placenta*
(voyez p. 253) : on admet généralement aujourd'hui
que le sang maternel, en passant de canaux relati-

vement étroits dans ces larges réservoirs, produit un bruit « semblable à celui qu'on perçoit en rapprochant assez vivement les parois écartées d'un soufflet. » (Stoltz.)

2° C'est un bruit tout à fait comparable au tic-tac d'une montre, et qui est dû aux battements du cœur du fœtus : c'est ce que les accoucheurs appellent le *bruit redoublé* ou le *battement double*. On n'entend ces battements qu'à partir du cinquième mois, sans doute parce qu'ils acquièrent alors seulement assez de force pour être perçus. On considère généralement l'existence de ces deux bruits, et surtout du second, comme un *signe certain de la grossesse*.

Mais à la même époque se produit un phénomène encore plus caractéristique, ce sont les *mouvements du fœtus*.

Les *mouvements de l'enfant* sont perçus par la mère elle-même, et on rencontre sous ce rapport certaines différences, selon que la femme est à une *première grossesse* ou qu'elle a déjà subi une ou *plusieurs gestations*. Dans ce second cas, plus attentive, plus expérimentée, plus sensible aux moindres mouvements de l'enfant qui s'agite dans son sein, elle peut en avoir la perception nette dès la fin du quatrième mois, ou même un peu plus tôt ; mais plus généralement, et surtout chez les primipares, ce phénomène ne se produit que vers le milieu du cinquième mois, et cela avec une exactitude et une netteté telles, qu'il devient *le signe le plus patent, le plus certain de la grossesse,* et, qui plus est, le symptôme le plus propre à fixer l'époque à laquelle celle-ci est parvenue.

Nous voyons donc qu'à partir du cinquième mois la grossesse peut être reconnue à des *signes certains et indiscutables :* jusque-là la certitude ne peut être obtenue que difficilement et par un concours de symptômes qui n'ont aucune valeur absolue pris chacun isolément : au contraire, les *battements du cœur*, ou les *mouvements du fœtus* peuvent suffire à eux seuls pour établir non-seulement l'existence d'une grossesse, mais encore l'époque à laquelle elle est parvenue.

TROISIÈME PÉRIODE. — Dans les trois derniers mois la grossesse ne peut plus être méconnue et tout, dans l'organisme de la femme, est profondément modifié sous l'influence du développement de l'utérus; en effet, le bord supérieur de la matrice monte pendant cette période du niveau de l'ombilic jusqu'à la région du creux de l'estomac, d'où il retombe un peu en avant vers la fin de la grossesse. Le ventre est alors très-distendu; la cicatrice ombilicale, d'abord déprimée, devient saillante; les parois de l'abdomen, chargés de soutenir l'utérus, sont soumises à une forte tension : la peau devient luisante, et ne pouvant plus prêter sans se rompre, elle s'éraille vers la région des flancs, au-dessus des hanches.

En même temps l'énorme développement de la matrice devient une cause de compression pour tous les organes du tronc : elle refoule en haut le diaphragme et par suite amène une certaine gêne dans le jeu du poumon et du cœur; elle entraîne vers le haut la vessie et la comprime contre la paroi abdominale, d'où certains troubles dans la miction, d'autant plus que le méat urinaire est légèrement déplacé; il se trouve un peu plus enfoncé dans la vulve, et le canal de l'urèthre est tiraillé, allongé, appliqué contre la symphise du pubis (voyez pl. VIII, v).

Les organes génitaux externes sont gonflés, congestionnés, bleuâtres; le vagin devient plus large, plus dilatable : il se ramollit et se prépare à servir de canal d'expulsion pour le produit de la conception.

Les modifications que nous avons précédemment signalées du côté des mamelles se prononcent de plus en plus, et ces glandes se préparent si activement à la fonction qui va leur être dévolue, qu'il n'est pas rare de voir alors une véritable sécrétion laiteuse se produire et s'écouler au dehors, soit spontanément, soit sous l'influence d'une pression (voyez pl. VIII, G, N, *m).*

La marche devient difficile et prend un caractère particulier, la femme étant obligée de se rejeter en arrière pour faire équilibre au poids qu'elle a à porter devant elle (pl. VIII). Mais il peut survenir de véritables paralysies par la compression que la matrice et spécialement sa partie inférieure (tête du fœtus) exerce sur les nerfs qui, du petit bassin, se rendent aux membres inférieurs.

Les veines de la cavité abdominale, comprimées par l'utérus, sont moins perméables au sang qui revient des extrémités : aussi voit-on se développer des *varices,* qui quelquefois persistent après l'accouchement. Il en est de même de la production des *hémorrhoïdes.*

C. — *Hygiène de la grossesse*

Quoique la grossesse représente un *état physiologique,* la femme est, sous son influence, soumise à un si grand nombre de causes de souffrances et même de maladies, qu'elle doit être entourée de tous les soins que l'hygiène prescrit pour les malades ou les convalescents : abondance d'un air pur et souvent renouvelé; promenades courtes en plein air; aliments réparateurs et de facile digestion, car, vers la fin de la grossesse, les besoins deviennent pressants et très-fréquents ; les *envies* du début ne doivent pas être contrariées, à moins qu'elles ne manifestent une véritable dépravation du goût et ne portent la femme à faire usage de substances nuisibles.

Il faut éviter les émotions morales et tout ce qui peut surexciter le système nerveux si impressionnable chez la femme grosse, etc., etc.

Il est quelques précautions hygiéniques qui regardent plus spécialement la femme enceinte ; et disons d'abord que tous les soins dont nous avons parlé et ceux dont nous parlerons plus tard, doivent surtout être pris aux époques qui correspondent au *retour normal des règles ;* nous savons en effet qu'à ces moments les organes génitaux se congestionnent davantage, et que, si la grossesse empêche la production du flux menstruel, elle laisse cependant se développer l'état de sensibilité extrême qui caractérise ces époques. C'est alors que l'avortement se produit le plus facilement et la moindre imprudence peut en rendre le danger imminent.

Il est même, parmi ces époques, des moments plus spécialement dangereux ; ce sont les périodes correspondant à la *troisième* et à la *septième menstruation supprimée*, car l'expérience a montré que l'avortement a le plus fréquemment lieu à trois mois et l'accouchement prématuré entre le septième et le huitième mois.

Est-il besoin de dire que la femme grosse devra porter des vêtements larges et qui ne serrent pas sa taille ? Qu'elle devra abandonner le corset dès que la matrice commence à distendre l'abdomen? Il pourra être remplacé par la *ceinture abdominale* qui nous vient d'Angleterre, et dont l'usage s'est déjà largement répandu dans nos grandes villes. Cette ceinture est surtout utile vers le sixième ou le septième mois, alors que la matrice tend déjà à s'incliner fortement en avant.

Mais c'est particulièrement dans toute pratique qui porte directement son action sur les organes génitaux que les précautions les plus minutieuses doivent être observées. Si les soins de propreté sont autant et plus nécessaires à la femme grosse qu'à toute autre, ils exigent une prudence toute spéciale dans leur application : l'eau mise en usage sera toujours tiède, car un liquide trop froid ou trop chaud amènerait par son contact un ébranlement dangereux dans l'appareil génital interne ; les bains généraux devront être également tièdes ; les injections vaginales devront être autant que possible évitées.

Une question délicate est celle des *rapprochements sexuels pendant la grossesse.* Si l'espèce humaine se guidait sur l'exemple donné par les animaux [1], si elle se conformait entièrement aux avis de la nature, qui le plus souvent inspire à la femme grosse une indifférence complète et même une certaine répulsion pour les caresses maritales, le coït serait absolument abandonné pendant l'état de gestation. C'est aussi ce que prescrivent rigoureusement quelques accoucheurs. Mais l'état de société change singulièrement les instincts naturels. On ne peut donc se flatter d'obtenir, au nom de l'hygiène, une abstention complète.

Mais il est absolument nécessaire que l'usage soit modéré en général, et que l'abstention devienne aussi complète que possible vers les époques que nous avons précédemment indiquées comme plus dangereuses, et particulièrement vers la fin du troisième et du septième mois.

Nous ne pouvons mieux faire, pour préciser d'une manière plus directe les premiers principes de l'*hygiène de la femme enceinte*, que d'indiquer rapidement les principales causes qui peuvent interrompre

---

[1] On cherchait à résoudre la question devant Fontenelle, et on lui demandait pourquoi les femmes acceptent les hommages de leurs maris lorsqu'elles sont enceintes, tandis que dans une position semblable les femelles des animaux fuient l'approche des mâles.

Chacun donnait son argument. Santeuil gardait le silence, quelqu'un l'interpella :

« — Et vous, M. Santeuil, qu'en pensez-vous?

« — Ma foi, dit en riant Santeuil, je ne connais d'autre raison que les uns sont raisonnables et les autres des bêtes. »

Quelle conclusion doit-on tirer de cette fine repartie?

le cours de la grossesse. Lorsque celle-ci est arrê-
tée et que le produit de la conception est expulsé
avant qu'il ait atteint l'âge de la viabilité, c'est-à-
dire avant le sixième mois, on a affaire à ce qu'on
appelle un *avortement*. Si cette expulsion a lieu
entre le sixième mois et le deux cent cinquan-
tième jour, elle prend le nom d'*accouchement prématuré*.

Les causes de l'*avortement* et de l'*accouchement
prématuré* sont à peu près les mêmes : il faut
d'abord signaler tout ce qui tend à affaiblir l'organisme, les excès de tout genre, et la misère. Un
accoucheur allemand, Nægelé, a signalé une épi-
démie d'avortements pendant la disette de 1816. Les
maladies inflammatoires graves, et surtout la pneu-
monie, ont également une influence désastreuse.
Il est aussi des maladies constitutionnelles qui provoquent presque fatalement l'avortement : ainsi,
d'après Stoltz, les deux tiers des femmes atteintes
de syphilis accouchent avant terme.

Les accidents, les chutes, les coups et les diverses
violences produisent aussi l'avortement, mais sous
ce rapport les femmes présentent une susceptibilité
ou une résistance trop individuelles pour qu'il soit
possible de rien préciser. Certaines femmes avortent
avec une facilité singulière : l'hérédité exerce sous
ce rapport une influence incontestable. « La mère,

dit le docteur Devilliers[1], peut transmettre à sa fille, avec sa constitution et certaines conditions organiques, une prédisposition particulière aux avortements, que parviennent cependant à modifier les moyens hygiéniques et médicaux. Il faut ajouter que les avortements eux-mêmes deviennent des causes prédisposantes à d'autres avortements. »

Nous ne parlerons pas des maladies des organes génitaux qui peuvent causer l'avortement : il est bien évident que les déplacements de la matrice, son inflammation, ses dégénérescences, sont autant de causes défavorables au développement et à la conservation du produit de la conception[2]. Il sera plus intéressant d'indiquer les *agents médicamenteux* dont l'*emploi intempestif* peut être fatal à la grossesse ; tels sont : les vomitifs, les purgatifs drastiques, l'opium, la salsepareille, le gaïac, l'arsenic, et plus particulièrement les médicaments dits *emménagogues*, c'est-à-dire aptes à rappeler le flux menstruel, comme l'absinthe, l'armoise, le safran, la sabine, la rue, l'ergot de seigle, etc. Certaines de ces substances agissent uniquement sur l'orga-

---

[1] Devilliers, *Nouveau Dictionnaire de médecine et de chirurgie pratiques*, t. IV, p. 304, art. Avortement. Paris, 1867.

[2] Fleetwood Churchill, *Traité pratique des maladies des femmes*, 2ᵉ édition. Paris, 1874 ; — Bourgeois, De l'influence des maladies de la femme pendant la grossesse sur la constitution et la santé de l'enfant (*Mémoires de l'Académie de médecine*, t. XLVII, p. 140. Paris, 1861).

nisme maternel ; mais quelques-unes pénètrent et vont manifestement porter leur action jusque sur le produit de la conception.

Comme preuve de la pénétration des substances gazeuses ou toxiques jusqu'au fœtus, on a cité ce fait bien curieux, observé à la manufacture des tabacs de Strasbourg, que les ouvrières, au moment de leur accouchement, laissent écouler un liquide aromatique qui exhale d'une façon très-sensible l'odeur du tabac (Stoltz).

L'état du père peut-il influer sur la durée normale d'une conception dont il est l'auteur ? Il n'est qu'un état morbide pour lequel cette influence soit reconnue incontestablement, c'est la syphilis. « Un homme, dit Joulin, en puissance de syphilis, bien qu'il ne présente aucun symptôme de la maladie au moment de la conception, peut procréer un fœtus syphilitique, et, sous l'influence de la maladie du père, les avortements peuvent se succéder jusqu'à ce qu'un traitement bien dirigé ait mis fin à la diathèse qui les cause. »

Nous ne parlerons pas ici des avortements qui sont la conséquence de manœuvres criminelles, que celles-ci aient pour cause un calcul systématique, ou bien la honte et la misère où se trouvent plongées de pauvres filles séduites. Nous ferons seulement remarquer, au point de vue général du développement de la population, que si dans certains pays l'avortement est pratiqué d'une manière presque publique, il est malheureusement trop vrai que chez nous, malgré la rigueur des lois, l'avortement et l'infanticide sont en voie de progression, surtout à Paris et dans toutes les grandes capitales de l'Europe, ainsi que l'a démontré le professeur Ambroise Tardieu dans ses recherches historiques [1].

II. — Superfétation

Une femme peut-elle concevoir au milieu d'une grossesse? La possibilité de cette superfétation est très-contestée. Presque tous les cas qu'on en cite peuvent être rapportés à des grossesses doubles, dans lesquelles l'un des fœtus, mort avant terme, s'est conservé dans les membranes jusqu'au moment de la naissance de celui qui avait continué de vivre, ou à des grossesses de jumeaux inégalement développés et nés à des termes différents.

Aussi admet-on seulement la possibilité d'une double conception à peu de moments d'intervalle, comme dans l'exemple cité par Buffon, où une femme ayant eu des rapports le même jour avec un

[1] A. TARDIEU, *Étude médico-légale sur l'avortement*, 3ᵉ édition. Paris, 1868; — A. TARDIEU, *Étude médico-légale sur l'infanticide*, Paris, 1868.

blanc et un nègre, accoucha de deux enfants de couleur différente.

La séparation de l'utérus en deux moitiés distinctes, en deux cornes, séparation normale chez un grand nombre d'animaux, peut aussi servir à expliquer les prétendus cas de superfétation. Tel est sans doute le cas que rapporte Sédillot, d'après Desgranges, de Lyon.[1]

« Benoîte Franquet accoucha le 20 janvier 1780 d'une fille de sept mois. Aucune des suites ordinaires de la grossesse n'eût lieu. Cinq mois après ce premier accouchement, elle mit au monde une seconde fille à terme. »

Les adversaires de la superfétation répondent que, dans ce cas, la matrice était certainement bicorne.

Cependant Orfila déclarait : « Que le médecin doit admettre la possibilité de la superfétation, mais qu'il doit se souvenir que dans beaucoup de cas il est extrêmement difficile d'établir qu'elle a eu lieu, les enfants sus-conçus pouvant être facilement confondus avec les avortons ou avec les jumeaux. »

---

[1] C. Sédillot, *Manuel complet de médecine légale*, p. 34. Paris, 1836.

CHAPITRE V

L'ACCOUCHEMENT

L'*accouchement* est l'acte par lequel les produits de la conception (fœtus et ses annexes) sont expulsés au dehors ; son mécanisme est fort compliqué et son étude constitue l'une des branches les plus importantes et en même temps les mieux définies de l'art médical. Elle exige une connaissance exacte de la conformation des *os du bassin* chez la femme, et des dimensions de la *tête du fœtus à terme*. Nous ne pouvons entrer ici dans l'étude de ces conditions précises ; nous nous contenterons de donner un rapide aperçu de ce dernier terme des fonctions génitales [1].

L'expulsion du fœtus a pour agent essentiel la *contraction des parois musculaires de la matrice*. Ces contractions ont pour caractère d'être *douloureuses ;* aussi n'y a-t-il point d'accouchement sans douleurs. Dès que celles-ci commencent, l'acte de la parturition est à son début et se poursuit avec des

---

[1] Voyez STOLTZ, *Nouveau Dictionnaire de médecine et de chirurgie pratiques*, t. I, p. 226, art. ACCOUCHEMENT ; — NÆGELÉ et GRENSER, *Traité pratique de l'art des accouchements.* Paris, 1869 ; — CHAILLY-HONORÉ, *Traité pratique de l'art des accouchements*, 5e édition. Paris, 1867.

phases de recrudescence et d'apaisement dans les *douleurs*, c'est-à-dire dans les *contractions*.

Mais pour que le fœtus puisse parvenir au dehors, il faut qu'il trouve devant lui une voie largement ouverte ; il faut que le col de l'utérus (le *museau de tanche*), qui est la partie la plus étroite du trajet à parcourir, se trouve dilaté et béant.

Nous indiquerons donc d'abord rapidement comment se modifie, comment s'efface le col de l'utérus.

Abordant alors la description du *travail* proprement dit, nous verrons que dans une *première période*, à mesure que commencent les premières contractions utérines, le col, préalablement effacé, se dilate et s'ouvre complétement ; que dans une *seconde période*, la plus active et la plus douloureuse, le fœtus est expulsé ; et enfin que dans une *troisième*, par un travail relativement facile, les annexes de l'œuf et les enveloppes du fœtus sont également chassés à l'extérieur.

a. — Les modifications que subit le col pendant la grossesse sont une préparation à la dilatation complète qui doit se produire lors de la parturition. A cet effet le col commence à s'effacer dès le début de la gestation : *il diminue d'abord de consistance,* et nous avons déjà indiqué les sensations particulières qu'il donnait au doigt explorateur introduit dans le vagin, sensations qui sont pour l'homme de l'art l'une des indications des plus précieuses pour déterminer et l'*existence* et l'*âge* de la grossesse. Dans les dernières semaines de la gestation le col diminue rapidement de longueur et il ne forme plus qu'un léger bourrelet au moment du travail. L'amincissement de ce bourrelet constituera la *dilatation* du col.

b. — Souvent les quelques jours qui précèdent le travail sont marqués par des signes précurseurs, tels qu'un écoulement muqueux par la vulve, le gonflement des parties génitales externes, des douleurs faibles, courtes et intermittentes, connues sous le nom de *mouches*, dans les lombes et dans l'abdomen.

Alors commencent les véritables douleurs de l'enfantement, douleurs qui ont reçu le nom d'*expulsives*, vu leur caractère particulier et leur origine dans les contractions énergiques de la matrice. Ces contractions ont pour premier effet de *dilater* l'ouverture du col préalablement *effacé*. A chaque douleur, c'est-à-dire à chaque contraction, l'œuf (le fœtus contenu dans l'amnios, p. 251), fait effort contre l'orifice, dont le bourrelet s'amincit et glisse sur lui. Au fur et à mesure que se produit cette dilatation, l'*amnios* vient faire hernie dans le vagin et, selon l'expression consacrée, *la poche des eaux se forme* (voyez p. 251).

Lorsque l'orifice est complétement dilaté, la tête

du fœtus y arrive à son tour et empêche les eaux de
la poche de refluer vers la matrice ; aussi une nouvelle contraction ne tarde-t-elle pas à porter la pression que supporte le liquide amniotique à un degré
tel que la *poche se rompt*, et que les eaux se préci-
pitent dans le vagin et coulent au dehors.

c. — Il y a, après cette rupture, un moment de
repos, de calme, qui prélude au véritable travail.
Bientôt, en effet, les douleurs prennent un caractère
plus intense ; par ses efforts volontaires la femme
aide les contractions involontaires de l'utérus ; *la
tête du fœtus s'engage* dans le canal que lui présente le vagin dilaté, et subit une série d'évolutions
très-précises pour franchir les obstacles qui résultent de la structure osseuse du bassin : ainsi l'occi-
put, situé le plus ordinairement à gauche et en
arrière, ou directement en dehors, vient se placer
derrière l'arcade pubienne ; par un mouvement
d'extension qui dégage les parties supérieures et
antérieures de la face, celle-ci se présente à l'ouverture vulvaire. Le périnée est alors très-distendu ;
les lèvres de la vulve ramollie s'écartent ; les contractions volontaires et involontaires arrivent à leur
summum, et, par un dernier effort, la tête franchit
enfin l'orifice vulvaire, non sans amener parfois au
périnée des déchirures plus ou moins étendues et
qui siégent au niveau de la fourchette.

La tête une fois sortie, le reste du corps est facilement dégagé, et ne tient bientôt plus à la mère que par le cordon ombilical, dont on fait la ligature et la section.

Dès lors le but principal de ce douloureux travail est accompli : les vagissements de l'enfant font presque oublier à la mère les souffrances qu'elle vient d'endurer, et elle goûte quelques instants de calme et de bonheur.

d. — Cependant tout n'est pas terminé encore. La matrice, revenue sur elle-même, renferme les annexes du fœtus, qui s'est échappé à travers l'ouverture de la poche des eaux (de l'*amnios*), laissant derrière lui les enveloppes où il fut contenu pendant toute la durée de son existence intra-utérine (voyez p. 250, et pl. VII, *fig*. 4). Ces parties doivent être expulsées, mais leur sortie ne présente plus guère de difficulté, car les voies génitales viennent d'être largement distendues par le passage du nouveau-né.

Ce second travail porte le nom *de délivrance;* c'est un accouchement en petit, ou pour mieux dire, c'est le complément de l'accouchement. Les contractions recommencent, et expulsent d'abord une certaine quantité de sang, provenant du décollement du *placenta* (voyez p. 253); puis on voit apparaître à la vulve, avec le cordon ombilical, une masse de couleur foncée, une sorte de gâteau mou, spongieux, le *placenta* en un mot, qui s'échappe en entraînant les membranes et une quantité plus ou moins consi-'dérable de liquide et de caillots sanguins. Alors seulement tout est fini.

Le nouveau-né va vivre désormais de sa vie propre; mais il ne peut cependant encore se passer complétement de l'organisme maternel. Celui-ci est appelé à lui fournir pendant un temps plus ou moins long une nourriture appropriée à la faiblesse de ses organes digestifs. C'est ainsi que la *lactation* forme le terme ultime de toute la série des *fonctions génitales*.

La description très-concise que nous venons de donner suffira pour permettre d'acquérir une idée exacte des phénomènes les plus essentiels de l'accouchement normal.

Nous avons supposé le cas le plus fréquent, celui où l'enfant se présente par la tête; les accouchements où le bassin se présente le premier sont beaucoup plus dangereux.

Enfin lorsque l'enfant se présente dans une position qui rendrait son expulsion impossible, l'accoucheur, introduisant la main jusque dans la matrice, donne au corps et à la tête la position de l'accouchement naturel, il fait en un mot ce qu'on appelle une *version*. Nous ne pouvons ici indiquer, même sommairement, les cas plus difficiles, qui demandent de la part de l'homme de l'art une intervention plus active, une opération.

Lorsque l'enfant vient au monde il a besoin de secours : au moment où la tête franchit la vulve, la face est ordinairement tournée en bas, de sorte que la bouche peut être appliquée contre la cuisse de là mère et l'asphyxie en être la suite. Plus rarement ce sont des mucosités qui remplissent la bouche ; il faut alors introduire le doigt et dégager cette cavité.

L'importance de ces divers soins, dans le détail desquels nous ne nous aventurerons pas plus loin, est si grande, que leur négligence volontaire a été considérée comme un cas d'*infanticide par omission*.

Mais parfois, chez des mères dénaturées, il y a plus qu'omission volontaire, il y a véritable infanticide, exécuté avec une fermeté et une férocité rares, au milieu même des plus atroces douleurs de l'enfantement.

Nous ne voulons pas étudier ici l'importante question de médecine légale que soulève le mot d'*infanticide* [1], mais puisque nous avons été amené à toucher à ce sujet, nous rapporterons l'observation suivante, empruntée à Sédillot, d'après Fodéré : on y verra un exemple remarquable de force de volonté et de présence d'esprit conservées au milieu des plus cruelles souffrances :

---

[1] TARDIEU, *Étude médico-légale sur l'infanticide.* Paris, 1868.

.« Une veuve, âgée de trente ans, était parvenue à cacher sa grossesse. Le jour qu'elle fut saisie des douleurs de l'enfantement, ses voisines, au nombre de huit, s'étaient rendues chez elle pour y passer la veillée ; cette veuve se plaignit de coliques, et demanda un petit seau qu'on lui apporta ; elle se mit dessus pendant à peu près une demi-heure ; puis elle pria une voisine de lui apporter une brique chaude avec un linge pour qu'elle se recouchât et eût les pieds chauds. L'on fit ce qu'elle demandait, et elle eût l'adresse de développer la brique et d'entourer avec le linge l'enfant dont elle venait d'accoucher et qu'elle cacha dans sa paillasse.

« Une sage-femme étant passée par là, on lui raconta l'état de cette femme, et elle se douta de ce qui était arrivé. Elle entra dans la chambre et découvrit le mensonge. Un chirurgien, chargé d'examiner l'enfant, déclara qu'il n'avait pas respiré, et il fut prouvé qu'il avait eu la tête écrasée au passage entre les cuisses de la mère ; cependant la cour d'assises l'acquitta, en la déclarant *coupable d'homicide, mais involontairement.* »

CHAPITRE VI

MAMELLES ET LACTATION

Les deux organes qui forment un des plus beaux ornements de la femme [1], annoncent en même temps son admirable mission, celle de pourvoir pendant longtemps encore à la vie de l'enfant qu'elle vient de mettre au monde, celle en un mot d'être nourrice, c'est-à-dire deux fois mère.

a. — En effet, ces deux hémisphères qui s'élèvent sur la paroi antérieure de la poitrine [2], revêtus

---

[1] Louis XV ayant envoyé le marquis de La Fare au devant de sa belle-fille, la princesse de Saxe, de retour de sa mission, il vint en rendre compte au roi.

« — Et ma belle-fille, demanda Louis XV, comment est-elle?

« — Sire, j'ai trouvé Son Altesse fort bien ; elle a de grandes manières, un air fort distingué, de très-belles mains, des...

« — Ta, ta, ta, interrompit le roi brusquement, est-ce là ce que je vous demande? A-t-elle de la gorge?

« — Ah ! sire, reprit La Fare en balbutiant, je n'aurais jamais osé porter mes regards jusque-là.

« — Eh bien, monsieur le marquis, répliqua Louis XV, vous êtes un nigaud; la gorge est toujours la première chose que l'on doit regarder chez une femme. »

[2] « Le tettin s'aboutissant en une chair pleine de petits canaux.... il existe un petit bout fort aisé à la bouche du petit poupon, qu'il prend fort grand plaisir à toucher et à envelopper de ses lèvres.... L'enfant tout souillé de sang, plein de toute ordure, ressemblant plus tot a une créature récemment massacrée et escorchée que nouvellement née. Il n'y a personne qui le peut toucher, recueillir, caresser n'y ambrasser.

d'une peau remarquable par sa finesse et sa blancheur ; ces mamelons, entourés d'une auréole rosée et qui proéminent légèrement eux-mêmes sur la surface des seins, tous ces organes correspondent à un appareil de sécrétion placé dans la profondeur au-dessous de la peau, et qui ne prend son développement complet que sous l'influence de la grossesse et de l'accouchement (voyez pl. VIII).

En dehors de ces circonstances, les seins peuvent présenter, selon les personnes, une grande diversité de *forme* et de *volume*, mais ces modifications tiennent alors simplement à la plus ou moins grande quantité de tissu graisseux sous-cutané qui forme essentiellement leur masse. Fermes et toujours peu saillants chez la jeune fille, on les voit souvent acquérir chez la femme faite une richesse et une ampleur qui, d'un séduisant et délicat ornement, en font un véritable et pesant fardeau, une masse que le corset a peine à contenir.

b. — Mais l'augmentation de volume qu'acquièrent les seins dès le début de la grossesse tient à une toute autre cause qu'à l'amas de tissu graisseux : les *canaux* et les *culs-de-sacs glandulaires*, ré-

sinon celle qui par nature l'aime. Et pourtant Nature a fait descendre à bas, sous le ventre les tettes de tous autres animaux, mais à la femme, elle les a attachés à la poitrine, en assiette propre pour pouvoir baiser, embrasser et caresser son enfant, en l'allaitant. » (PLUTARQUE, traduction AMYOT, t. II, p. 142-143.)

duits à leur plus simple expression hors l'état de gestation, se développent à cette époque de manière à former par leur masse une sorte de gâteau qui se divise en lobes plus ou moins nombreux. De cet appareil glandulaire, qui sécrétera bientôt le lait, partent 12 à 16 canaux, nommés *conduits galactophores*, qui se rendent au *mamelon*, à la surface desquels ils s'ouvrent, chacun par un petit orifice distinct. Un peu avant d'arriver au mamelon ces canaux présentent une dilatation en ampoule : ils forment ainsi les *sinus lactifères* dans lesquels peut s'accumuler une certaine quantité de lait (pl. VIII, g).

Nous avons déjà vu que la *sécrétion mammaire* se prépare pendant tout le temps de la grossesse, et que souvent, vers les derniers mois, la pression peut faire sourdre un liquide laiteux des ouvertures des canaux galactophores au sommet du mamelon. Quand l'accouchement est terminé, ce *travail de sécrétion* prend aussitôt une activité beaucoup plus grande et détermine souvent dans l'organisme une réaction générale appelée *fièvre de lait*.

Cependant le *lait* produit dans les premiers jours qui suivent la parturition, n'est pas encore parfaitement élaboré ; il est plus aqueux, plus séreux, moins riche en principes nutritifs. Il est, en un mot, comme le résultat d'un premier essai de la glande dans l'exercice de sa fonction. On lui donne le nom de *colostrum*. Il possède des propriétés légèrement laxatives, et l'usage qu'en fait le nouveau-né, dans ses premières tentatives de succion, a pour effet d'amener l'évacuation rapide du liquide épais et jaunâtre, du *méconium*, qui remplissait son tube intestinal pendant la durée de la vie intra-utérine [1].

Au bout de deux ou trois jours la sécrétion, l'élaboration du lait est devenue parfaite, et ce liquide est produit en quantités variables, mais que l'on peut en moyenne évaluer à 1 litre 500 par vingt-quatre heures. Nous n'avons pas besoin de parler ici de ses propriétés physiques et de son aspect bien connus de tout le monde ; nous dirons seulement quelques mots de sa composition. Le lait se compose de 88 à 90 parties d'eau pour 10 à 12 parties de substances tenues en solution ou en suspension. Ce sont d'abord des sels (phosphates, carbonates, chlorures) qui sont en solution ; puis de la graisse *(beurre)* tenue en suspension sous la forme de gouttelettes microscopiques (émulsion), à la présence desquelles le lait doit son aspect blanchâtre caractéristique. Vient ensuite le *sucre de lait*, qui est relativement très-abondant dans le lait de la femme ;

---

[1] Voyez Bouchut, *Hygiène de la première enfance ; Guide des mères*, 6ᵉ édition. Paris, 1874 ; — Donné, *Conseils aux mères sur la manière d'élever les enfants nouveau-nés*, 4ᵉ édition. Paris, 1869 ; — Gyoux, *Éducation de l'enfance au point de vue physique et moral.* Paris, 1870.

et enfin la *caséine*, matière albuminoïde particulière qui n'est pas coagulée par la chaleur, mais qui l'est par un certain nombre d'agents tels que les *acides* et la *pepsine (lait caillé)*.

Il n'est pas sans intérêt, vu la question de l'allaitement artificiel, de comparer la *composition du lait de femme* à celle du lait des espèces domestiques auxquelles nous pouvons emprunter ce produit pour l'alimentation. Ainsi le *lait de vache* se distingue par une proportion moins grande de sucre et plus grande de graisse (beurre) ; on peut donc arriver à rapprocher, jusqu'à un certain point, sa composition de celle du lait de femme, en l'étendant d'une certaine quantité d'eau et en y ajoutant du sucre.

Le *lait de chèvre* présente les mêmes inconvénients, et n'est pas non plus en harmonie avec la puissance digestive de l'enfant.

Par contre le *lait d'ânesse* et celui de *jument* se rapprochent beaucoup du lait de femme, et sont même moins chargés de principes nutritifs ; aussi le lait de jument doit-il être sucré pour combler ce déficit. Enfin le *lait de brebis* se distingue par une forte proportion de beurre ; aussi est-il très-lourd et moins fluide que les autres ; mais il se distingue par une odeur et une saveur agréables [1].

[1] Vernois et Becquerel, Analyse du lait des principaux types de vaches, chèvres, brebis, buffles *(Annales d'hygiène*, 1857) ; —

La *durée de l'allaitement* est très-variable selon les circonstances et selon les pays ; il est des contrées, et par exemple dans certains points du midi de la France, où les mères donnent encore le sein à des enfants de deux ans et demi et même de trois ans. Mais c'est en général du douzième au treizième mois que le *sevrage* a lieu. La dentition joue le rôle principal parmi les considérations à invoquer pour fixer l'époque du sevrage : il faut autant que possible choisir les intervalles qui existent entre l'éruption des divers groupes de dents.

Du reste le sevrage ne doit pas être opéré brusquement et sans transition : on sèvre d'abord de nuit, puis, au bout de quelque temps, de jour ; on a de plus eu soin, à partir de l'âge de quatre ou cinq mois, d'habituer graduellement l'enfant à l'usage mixte des bouillies, des aliments féculents, des œufs, et de la viande même.

De nombreuses influences agissent sur la *quantité* et la *qualité* du lait d'une femme ; nous ne pouvons les passer ici toutes en revue, nous indiquerons seulement celles qui sont les plus intéressantes au point de vue de la physiologie, et l'intérêt de ces diverses questions sera d'autant plus facile à saisir que nous verrons dans un instant la fonction de la

Duquesnel, *Nouveau Dictionnaire de médecine et de chirurgie pratiques*, art. Lait, t. XX, p. 58. Paris, 1875.

lactation, jusqu'ici représentée seulement comme une dépendance, un complément des fonctions de la génération, exercer à son tour une grande influence sur ces dernières et modifier même la fonction la plus essentielle de la femme, nous voulons dire l'*ovulation*.

Les femmes de vingt à trente ans sont celles qui donnent le meilleur lait, qui réalisent le mieux les conditions nécessaires à une bonne nourrice ; le *lait des femmes brunes* paraît également être plus riche en principes nutritifs que celui des blondes ; enfin il est presque inutile d'ajouter que l'observation d'une bonne hygiène, une nourriture abondante, un exercice modéré en plein air, sont autant de conditions qui exercent une heureuse influence sur la quantité et la qualité du lait.

Du reste la *composition du lait* n'est pas exactement la même pendant toute la *durée de la lactation;* le lait tend à s'appauvrir à mesure que cette fonction se prolonge ; il devient plus aqueux, moins riche en beurre et surtout en sucre. Au bout de dix-huit mois ou deux ans, il est devenu très-pauvre en principes nutritifs, et sa sécrétion tend à se tarir presque naturellement : du reste, sauf quelques exceptions, la femme est alors généralement affaiblie, et ne peut d'ordinaire continuer ses fonctions de nourrice sans danger pour elle ou pour l'enfant.

On comprend combien ces questions, que nous ne pouvons qu'indiquer ici, sont intéressantes au point de vue pratique, et combien par exemple, si on a à choisir une nourrice, il sera avantageux de prendre une femme qui soit accouchée à peu près à la même époque que la mère.

L'état moral de la femme n'est pas sans influence sur les *qualités de son lait ;* la tristesse, la colère, la frayeur en altèrent la composition d'une manière mal définie encore au point de vue chimique, mais qui n'en est pas moins incontestable, à en juger par les accidents que le lait produit chez l'enfant. Les émotions trop souvent renouvelées peuvent même tarir la sécrétion, quoique la physiologie n'ait encore aucune donnée bien certaine sur le mécanisme nerveux de ces sympathies normales ou morbides.

L'influence des impressions douces et affectives n'est pas moins nette dans les effets favorables qu'elle produit, et si nous n'avions pas l'exemple des nourrices qui, dépaysées, égarées dans une grande ville, loin de ceux qui leur sont chers, ne retrouvent leur lait momentanément tari que lorsqu'elles vont chercher dans leur pays et leur famille les affections dont elles ne sauraient se passer, nous aurions l'exemple vulgaire de la vache et d'un grand nombre d'autres animaux domestiques qui donnent du lait en bien plus grande abondance en présence de leur nourrisson, et souvent présentent un arrêt momentané de sécrétion si celui-ci leur est enlevé ou vient à périr.

On a attribué à tort une influence fâcheuse aux *rapports conjugaux* sur la *sécrétion du lait ;* les praticiens les plus accrédités professent aujourd'hui que le coït est sans conséquence à ce point dè vue, pourvu qu'il n'y ait aucun excès de commis et que la femme ne soit ni trop nerveuse ni trop excitable.

Le conseil et l'exemple nous viennent d'un professeur de la Faculté de médecine de Montpellier :

« La femme de ce monde que je chery le plus, écrivait Laurent Joubert [1], ha nourri tous mes enfants, tant qu'elle ha eu du lait, et je n'ai pas laissé pour cela de coucher avec elle et lui faire l'amour comme un bon demi à sa bonne moitié, suivant la conjonction du mariage ; et (Dieu mercy) nos enfants ont été bien nourris et bien avenus. Je ne donne point conseil aux autres que je ne prenne pour moy. »

d. — Mais la lactation exerce par contre une influence considérable sur les fonctions génitales. Quand une femme, devenue mère, se dispense volon-

---

[1] LAURENT JOUBERT, *Erreurs populaires en fait de la médecine et régime de santé.* Bordeaux, 1570.

tairement des devoirs de l'allaitement, ce n'est pas toujours sans préjudice pour les organes du petit bassin. Les glandes mammaires étant condamnées au repos, il semble que l'utérus reçoit un excès de stimulation, qui lui donne une susceptibilité morbide exagérée. Du moins un grand nombre de praticiens n'hésitent pas à regarder l'allaitement maternel comme une excellente précaution hygiénique pour prévenir les maladies utérines. On sait combien est devenue générale aujourd'hui, dans nos grandes villes, l'habitude de confier les enfants à des nourrices mercenaires; mais il faut dire aussi que les maladies utérines sont devenues si fréquentes, si universelles, que Michelet, ce peintre original de la *Femme* et de l'*Amour*, a cru pouvoir appeler notre époque le *siècle des maladies de la matrice*.

D'autre part, il semble que, tandis que la femme allaite, la nature se trouve satisfaite, et renonce momentanément à toute nouvelle tentative de reproduction; c'est assez dire que la fonction ovarique ne se fait pas; il y a *arrêt dans l'ovulation*, ce qui se traduit extérieurement par la non-apparition des menstrues. C'est du moins la règle générale, mais elle souffre de nombreuses exceptions. Lorsque, malgré l'allaitement, les règles réapparaissent, il n'en faut pas conclure, comme on est trop porté à le faire, que la sécrétion du lait va être altérée soit en quantité soit en qualité.

Les recherches modernes, et principalement celles de Raciborski, dont nous avons déjà si souvent cité le nom à propos de l'étude de la menstruation, ont montré que le lait des nourrices réglées ne diffère pas sensiblement du lait des nourrices non réglées, et que les premières peuvent continuer à nourrir sans aucun inconvénient ni pour elles ni pour les enfants. « Seulement, ajoute Raciborski, eu égard à la surexcitation nerveuse qui accompagne, quoique à différents degrés, les époques menstruelles, on doit surveiller davantage les nourrices menstruées pendant les règles et les mettre à l'abri de toutes les impressions morales vives qui pourraient réagir plus vivement sur le système nerveux des nourrissons [1]. »

Mais du moment qu'il y a *menstruation*, il y a *ovulation;* il pourra donc y avoir *grossesse :* si celle-ci se produit, les conditions deviennent tout autres. A part quelques rares exceptions, le lait devient rare et perd ses qualités nutritives. L'allaitement est donc incompatible avec une nouvelle grossesse et devra être suspendu aussitôt que celle-ci sera constatée. C'est du reste ce que nous indique la

[1] RACIBORSKI, ouvrage cité, p. 148.

nature elle-même et ce qui résulte de tout ce que nous avons dit sur les fonctions de génération. Du moment qu'une fécondation a lieu, tout l'organisme se concentre vers l'évolution du nouvel être, et no saurait suffire au développement de celui-ci et à la nutrition d'un autre individu, qui a depuis plus ou moins longtemps conquis son existence relativement indépendante.

La sécrétion lactée se produit normalement à la suite de la grossesse : elle est la conséquence naturelle de la grossesse et de l'accouchement, c'est-à-dire qu'elle résulte du retentissement sympathique de ce double travail sur la glande mammaire. Mais d'autres sympathies, ou bien des excitations portées directement sur le mamelon peuvent aussi amener une sécrétion lactée plus ou moins parfaite.

A l'époque de la naissance des enfants mâles ou femelles on voit souvent la glande mammaire de ces jeunes sujets, malgré son état rudimentaire, sécréter un liquide très-analogue au lait. Ce fait est sans doute en rapport avec la présence d'une sécrétion graisseuse analogue sur toute la surface de la peau *(vernis caséeux).*

Des jeunes filles vierges ont vu, après avoir donné leur sein à un nourrisson, sous l'influence excitatrice de la succion, cette glande se développer et produire du lait.

« L'an 1670, raconte Venette, madame Là Perère fut obligée de quitter Saint-Cristophe et de s'embarquer pour revenir en France. Elle avait une petite fille de deux mois à la mamelle de sa nourrice. Après qu'on eût mis à la voile, n'ayant point trouvé la nourrice qui s'était dérobée au dernier moment et était restée à terre volontairement, elle fut obligée de nourrir son enfant avec du biscuit, du sucre et de l'eau. Cette enfant ne pouvait se contenter de cet aliment. Elle incommodait par ses cris tous les passagers, et l'on conseilla à la mère de faire amuser son enfant au teton d'une jeune négresse qui l'accompagnait ; mais l'enfant ne l'eût pas plutôt teté pendant deux jours, qu'elle lui fit venir suffisamment de lait pour se nourrir. »

FIN

EXPLICATION DES PLANCHES

PLANCHE I

PLANCHE I

Fig. 1. — Bourses, pénis, cordon spermatique :
  v, verge. — vc, veine dorsale du pénis vue à travers la peau. —
    p, prépuce recouvrant le gland. — b, peau des bourses. — c,
    cordon (canal déférent, veines et artères spermatiques) mis à nu
    par l'incision et l'écartement des enveloppes *(a, a)*.

Fig. 2. — Le gland mis à découvert et vu par sa partie latérale :
  v, verge. — p, prépuce porté en arrière. — c, couronne du gland
    avec les ouvertures des glandes sébacées. — g, le gland. — f,
    frein du prépuce. — *m*, le méat urinaire.

Fig. 3. — Extrémité antérieure de la verge, dont la peau a été en-
    levée :
  v,v, verge. — b, bulbe de l'urèthre (portion spongieuse). — p, peau
    de la verge vue en coupe sur les parties latérales. — g, partie
    inférieure (la plus petite) du gland. — *m*, méat urinaire.

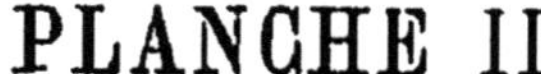

PLANCHE II

PLANCHE II

Coupe verticale antéro-postérieure du bassin et des organes génitaux de l'homme *

A, B, C, D, X, vertèbres et colonne vertébrale. — z, coupe de l'artère iliaque (branche de bifurcation de l'aorte). — Y, coupe du gros intestin (rectum), que l'on voit ouvert en G. — T, vessie. — H, J, prostate. — I, vésicules séminales. — K, portion membraneuse du canal de l'urèthre. — De L en N, portion spongieuse de ce canal. — O, bulbe de l'urèthre. — P, corps caverneux. — E, symphise du pubis. — U, bourses. — V, masse des muscles du périnée.

* Planche d'après l'*Atlas d'anatomie chirurgicale* de M. le D' Benjamin Auger.

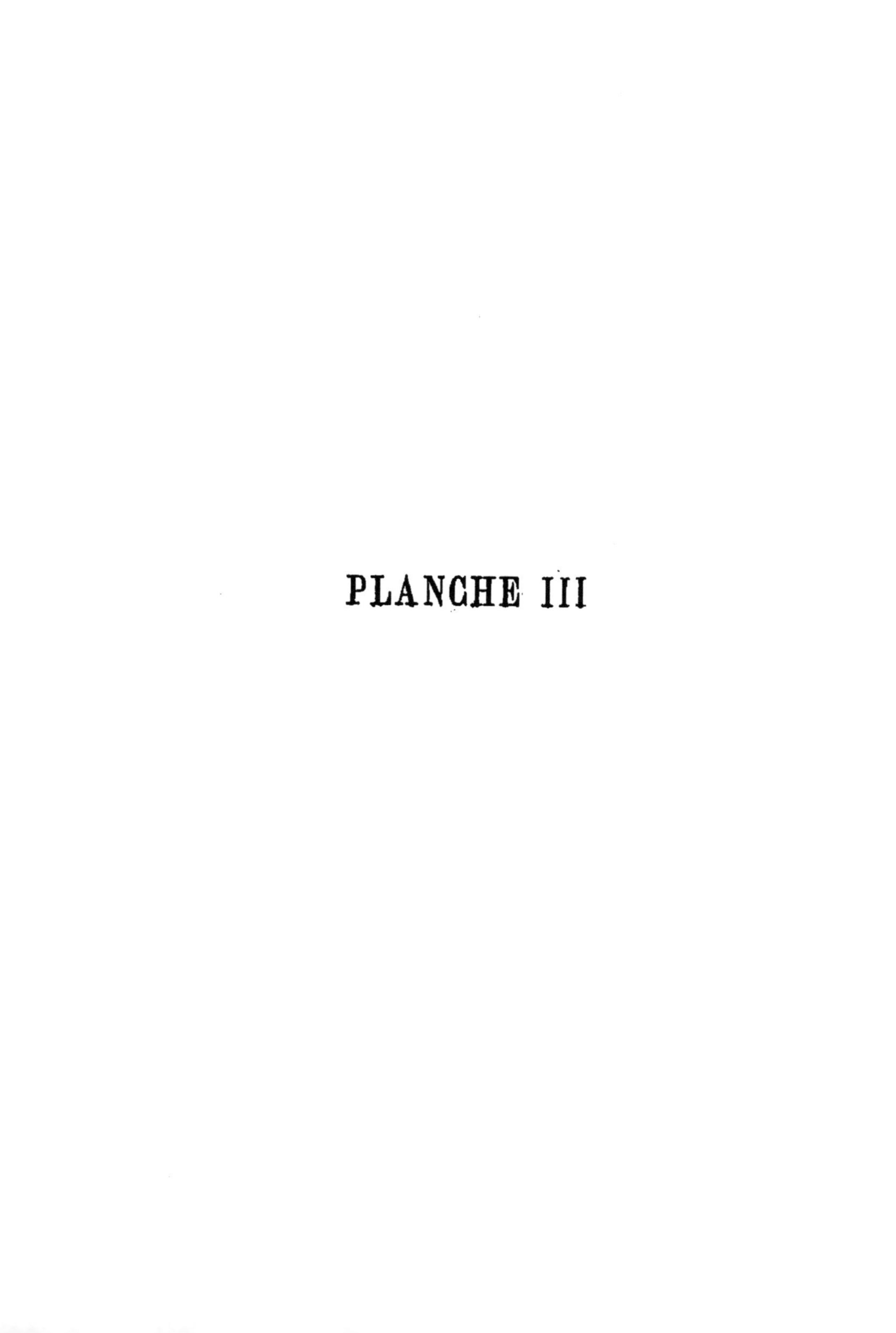

PLANCHE III

PLANCHE III

Organes génitaux internes de l'homme

Fig. 1 :

    1, testicule. — 2, tubes séminifères. — 3, épididyme. — 4, queue de l'épididyme. — 5, canal déférent. — 6, vésicule séminale. — 7, canaux éjaculateurs. — 8, prostate. — 9, portion membraneuse du canal de l'urèthre. — 10, glandes de Cooper. — 11, racines des corps caverneux. — 12, bulbe de l'urèthre. — 13,13, corps caverneux. — 14, gland. — 15, vessie. — 16, urèthre.

Fig. 2 :

    8, prostate incisée en avant et réclinée de côté. — 9, portion membraneuse du canal de l'urèthre ouverte et demi-étalée. — 10, glandes de Cooper. — 12, bulbe de l'urèthre. — 15, vessie. — 16, ouvertures des uretères. — 20, le vérumontanum avec les ouvertures des canaux éjaculateurs et de l'utricule prostatique. — 21, col de la vessie.

Fig. 3 et 4. — Coupes de la verge : fig. 3, vers sa partie postérieure ; fig. 4, vers sa partie antérieure :

    1, peau et enveloppes du pénis. — 2, corps caverneux avec leurs artères. — 3, canal de l'urèthre avec sa portion spongieuse. — 4, vaisseau dorsal du pénis.

Fig. 5. — Sperme éjaculé et examiné au microscope ; grossissement d'environ 500 fois :

    1,1,1, spermatozoïdes. — 2, cellule spermatique contenant des spermatozoïdes. — 3, gouttes de matières d'apparence graisseuse.

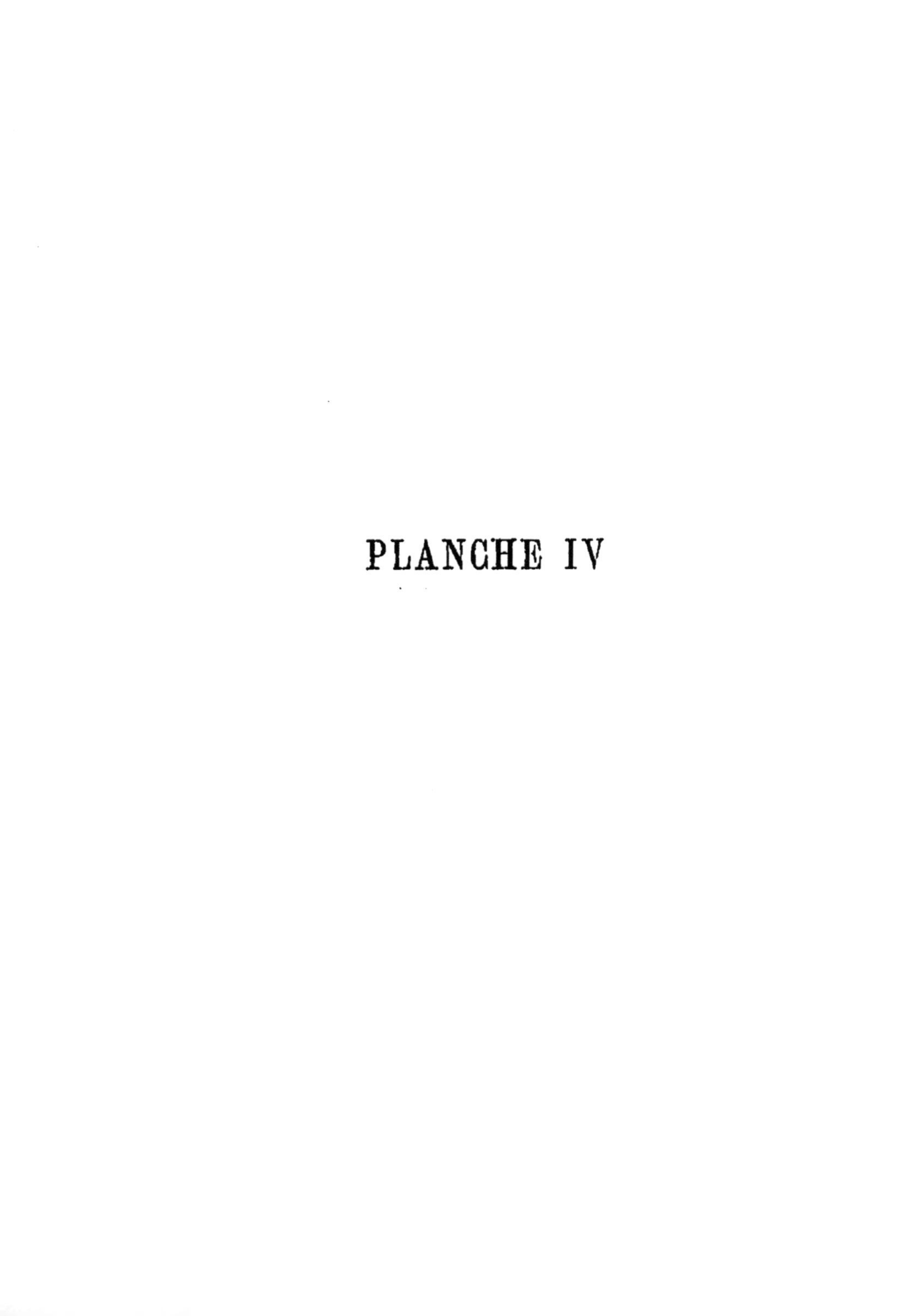

PLANCHE IV

PLANCHE IV

Organes génitaux externes de la femme

Fɪɢ. 1. — Vulve et périnée :
p, périnée. — ɢ, grandes lèvres. — pl, petites lèvres. — cl, clitoris.
— ᴍ ᴜ, méat urinaire. — ʜ, hymen circonscrivant l'ouverture du
vagin. — ʙ, ouvertures des glandes vulvo-vaginales. — ꜰ, la
fourchette.

Fɪɢ. 2. — Vulve avec un *hymen en fer à cheval.* (Légendes comme
ci-dessus.)

Fɪɢ. 3. — Vulve avec un *hymen bilabié.*

Fɪɢ. 4. — Dessin d'une pièce anatomique injectée et disséquée, pour
montrer (par leurs parties latérales) :
ʙ, bulbe du vagin. — ᴠ, veines de ce bulbe. — *cl,* clitoris, gonflé,
mais non érigé vers le haut. — ʟ, petite lèvre. — o, les os pubis
branche descendante). — ᴏ, symphise du pubis.

PLANCHE V

PLANCHE V

Coupe médiane antéro-postérieure du bassin et des organes génitaux internes de la femme[*]

A, B. C, D, vertèbres, sacrum, coccyx et colonne vertébrale. — O, artère iliaque (branche de bifurcation de l'aorte). — P, veine iliaque. — G, rectum (partie terminale du gros intestin). — R,S, coupe du muscle sphincter de l'anus. — H, matrice ; I, sa cavité (corps); J, cavité du col. — K, cavité du vagin. — E, vessie. — L, canal de l'urèthre. — F, symphise du pubis. — Q, ligament large du côté droit. — N,M, parois abdominales.

[*] Planche d'après l'*Atlas d'anatomie chirurgicale* de M. le D' Benjamin Anger.

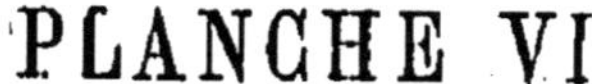

PLANCHE VI

PLANCHE VI

Fıɢ. 1. — Vagin, matrice et ses annexes :
1, pavillon de la trompe de Fallope. — 2, la trompe de Fallope, occupant l'aileron le plus élevé du ligament large, à travers lequel on aperçoit l'*ovaire* avec ses nombreux vaisseaux. — 3, vaisseaux de l'ovaire (plexus veineux). — 4, ligament rond. — 5, corps de la matrice avec son enveloppe péritonéale. — 6, col de la matrice ; ce col est mis à nu et l'on voit ses riches plexus vasculaires. — 7, portion du col libre dans le vagin (museau de tanche). — 8, vagin ouvert et étalé. — 9, plis et colonne du vagin. — 10, petites lèvres. — 11, grandes lèvres. — 12, anus.

Fıɢ. 2. — Matrice coupée d'avant en arrière :
2, cavité du corps de la matrice. — 1, paroi postérieure. — 3, paroi antérieure. — 4, lèvre postérieure du museau de tanche. — 5, lèvre antérieure.

Fıɢ. 3. — Le pavillon de la trompe de Fallope coiffant l'ovaire (adaptation du pavillon lors de l'ovulation).

Fıɢ. 4. — Ovaire d'un oiseau, montrant des ovisacs, les uns (1,1) très-petits, les autres (2,2) très-développés et au moment de leur déhiscence.

Fıɢ. 5. — Ovaire d'une femme :
1, ligament utéro-ovarique. — 2, ligament tubo-ovarique. — 3, ovisac développé, saillant et prêt de s'ouvrir. — 4, ovisac ouvert se transformant en corps jaune. — 5, même état plus avancé.

Fıɢ. 6. — Matrice ouverte transversalement :
1,1, les trompes de Fallope venant s'ouvrir aux deux angles supérieurs de la cavité utérine (2). — 3, parois latérales de l'utérus. — 5, cavité du col de l'utérus avec l'arbre de vie. — 6, lèvre du museau de tanche. — 7, cavité du vagin.

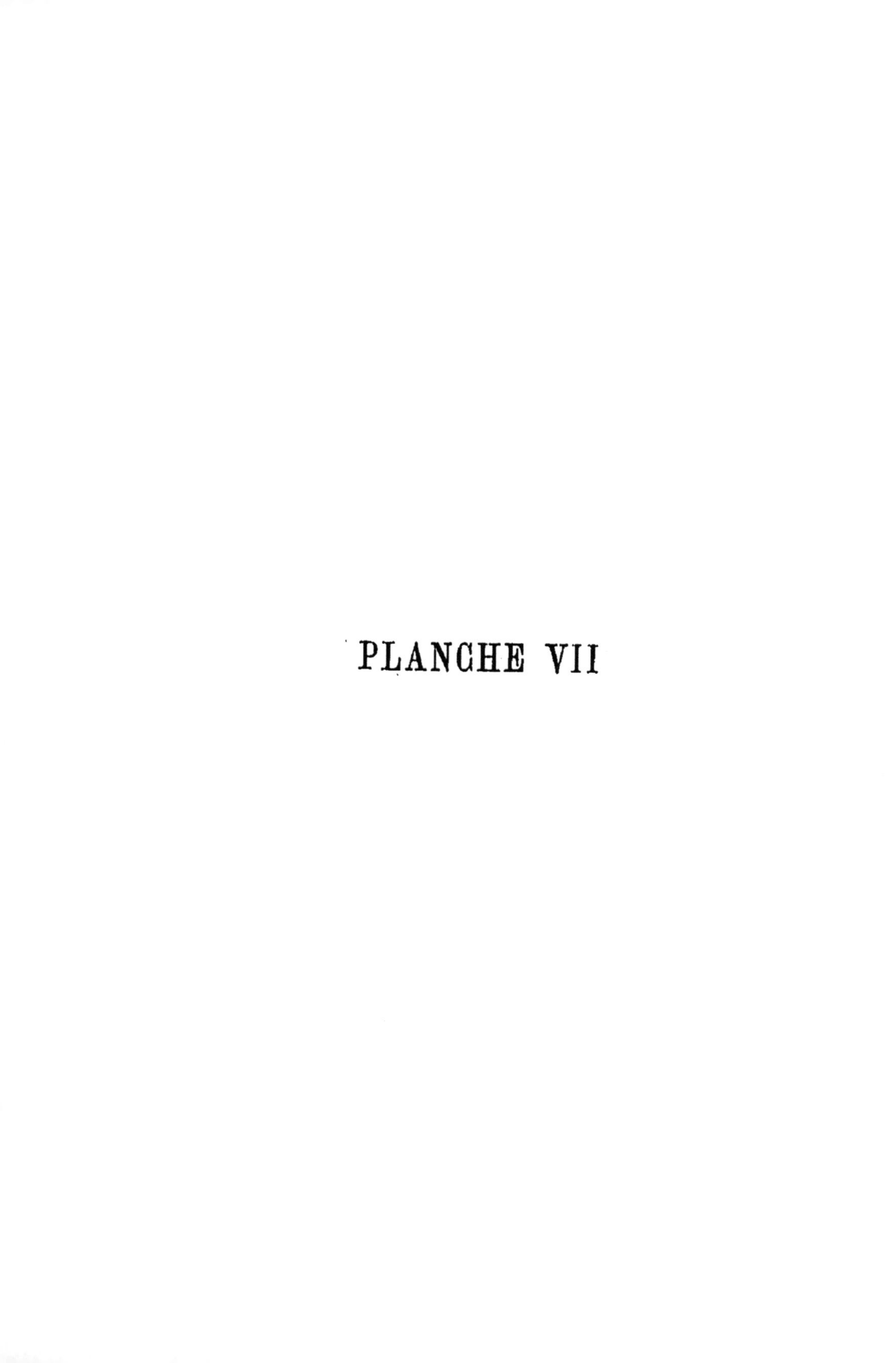

PLANCHE VII

PLANCHE VII

Fɪɢ. 1. — Œuf humain intact, montrant les villosités qui couvrent sa
surface (chorion avec ses villosités et des restes de la caduque fœ-
tale).

Fɪɢ. 2. — Œuf ouvert :
a, villosités du chorion. — b, chorion. — c, embryon.

Fɪɢ. 3. — Même œuf, plus avancé (fin du premier mois de la grossesse) :
a, villosités chorinles. — b, chorion. — c, corps de l'embryon. — d,
vaisseaux ombilicaux.

Fɪɢ. 4. — Fœtus complétement formé avec ses annexes :
ᴀ, poche amniotique : elle laisse voir par transparence le fœtus et
son cordon ombilical. — ᴄ, membrane chorion. — ᴘ, gâteau
placentaire. — ᴠ, vaisseaux artériels (rouges) et veineux (noirs
du placenta.

PLANCHE VIII

PLANCHE VIII

Anatomie de la femme vers la fin de la grossesse

L'abdomen est ouvert par une section verticale antéro-postérieure, de façon à montrer le contenu de l'utérus. (Comparez avec la planche V.)

La face externe de la mamelle gauche a été disséquée pour montrer l'anatomie de cet organe.

o,o, vertèbres et colonne vertébrale. — R, rectum. — A, anus, — n, anses de l'intestin. — P, symphise du pubis. — V, vessie. — VAG., vagin ; gl, grandes lèvres et vulve. — A, parois abdominales. — P, placenta. — U, parois de l'utérus. — F, corps du fœtus. — c, son cordon ombilical allant au placenta. — M, mamelle gauche. — m, mamelon et son aréole. — G, canaux galactophores.

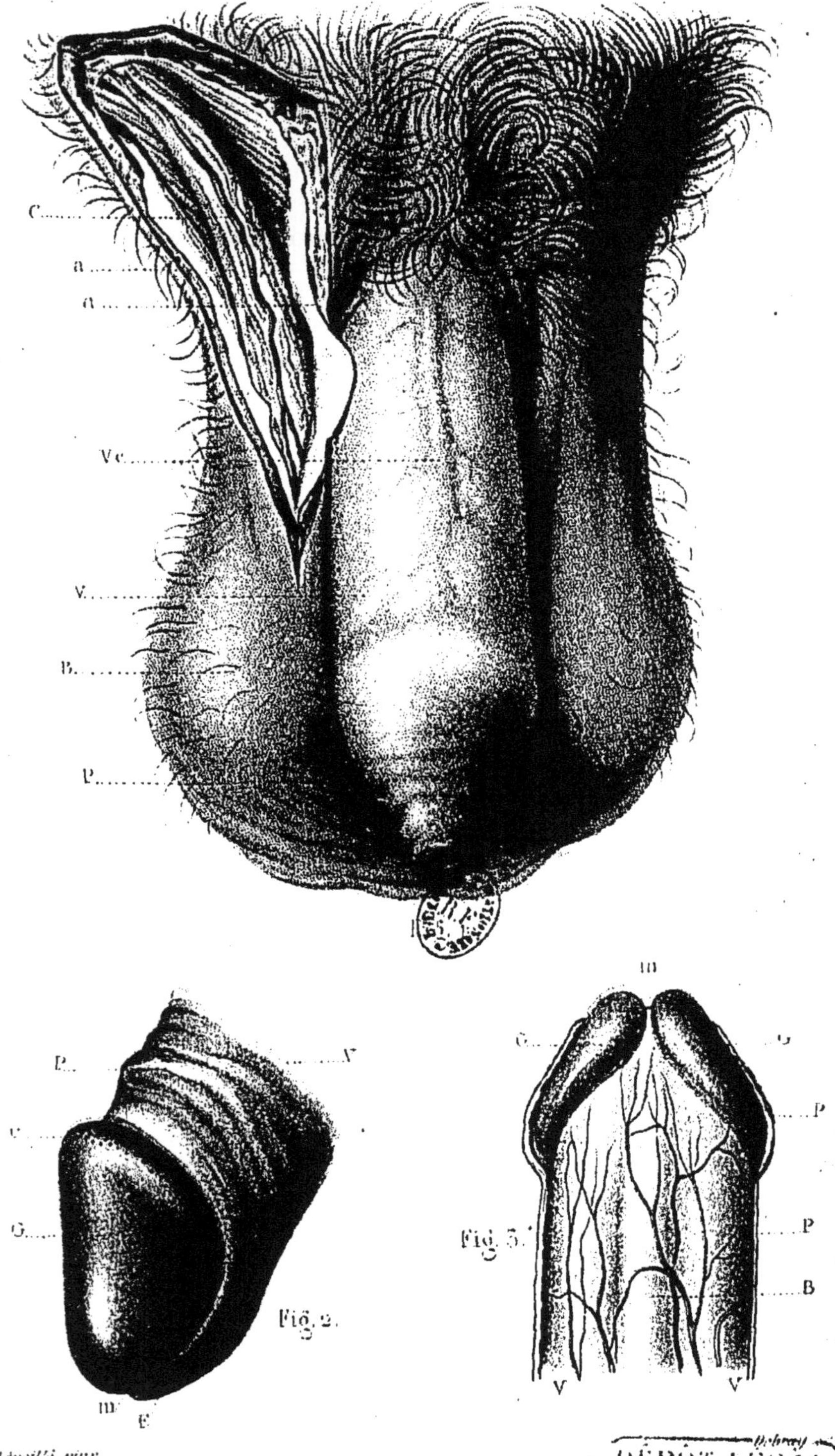

Fig. 2
Fig. 3
Léveillé pinx
ORGANES EXTERNES DE L'HOMME
Publié par J.B. Baillière et Fils, à Paris.

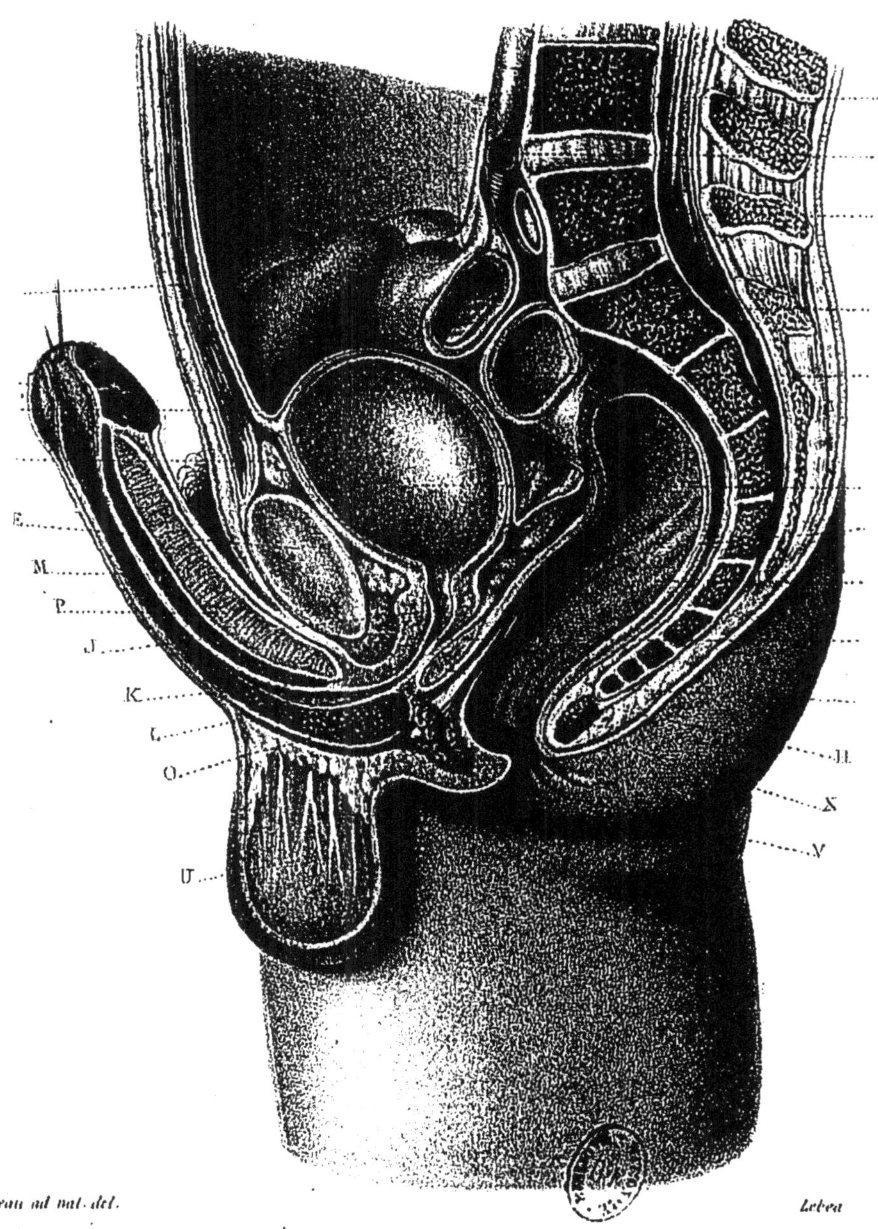

COUPE MÉDIANE DES ORGANES DE L'HOMME

Publié par J. B. Baillière et Fils, à Paris.

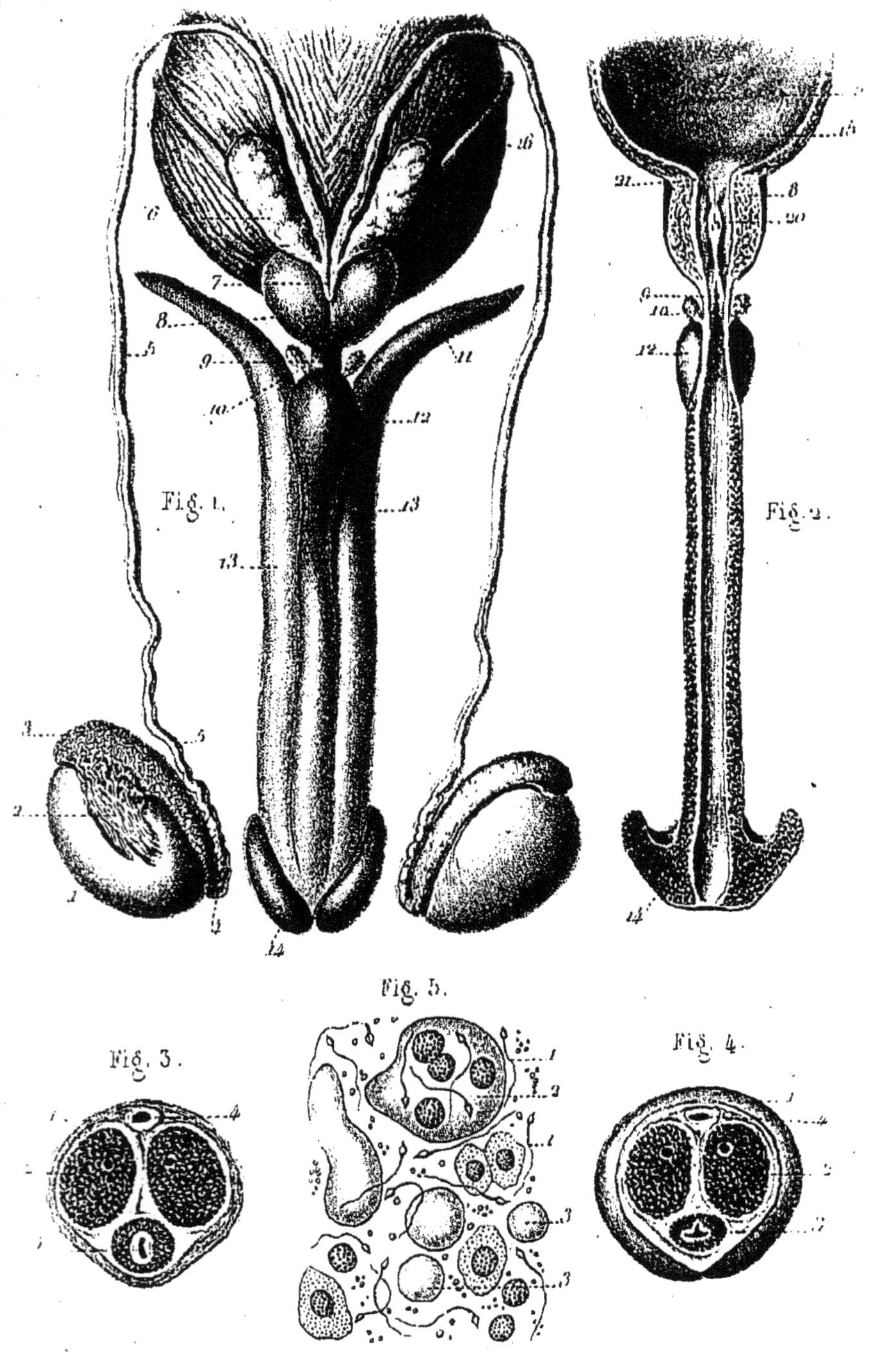

ORGANES INTERNES DE L'HOMME.

Réveillé pinx.   Lebrun sc.

Publié par J. B. Baillière et Fils, à Paris.

Imp. Geny-Gros, Paris.

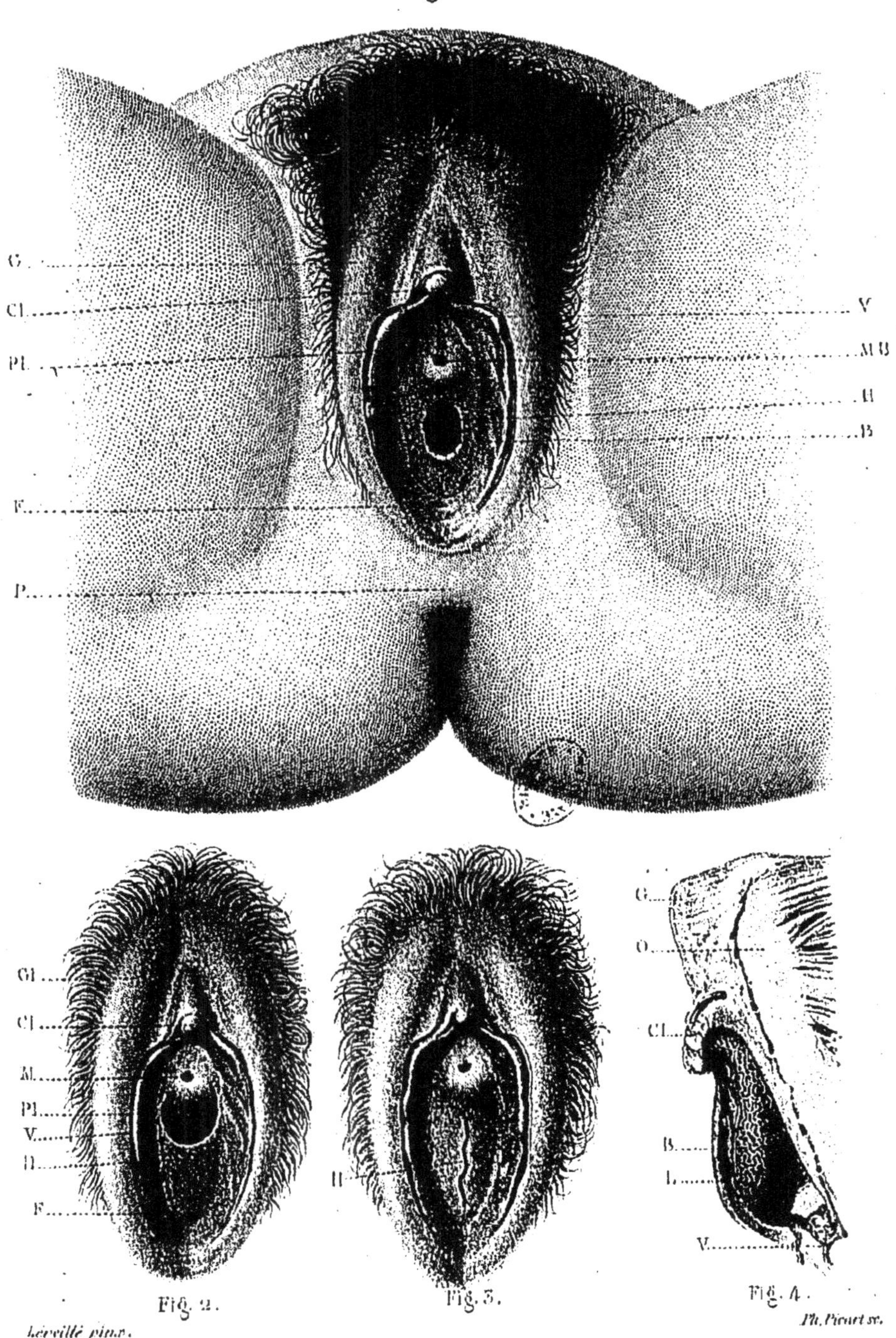

Léveillé pinx.

Ph. Picart sc.

ORGANES EXTERNES DE LA FEMME

Publié par J. B. Baillière et Fils, à Paris.

Imp Geny Gros, Paris

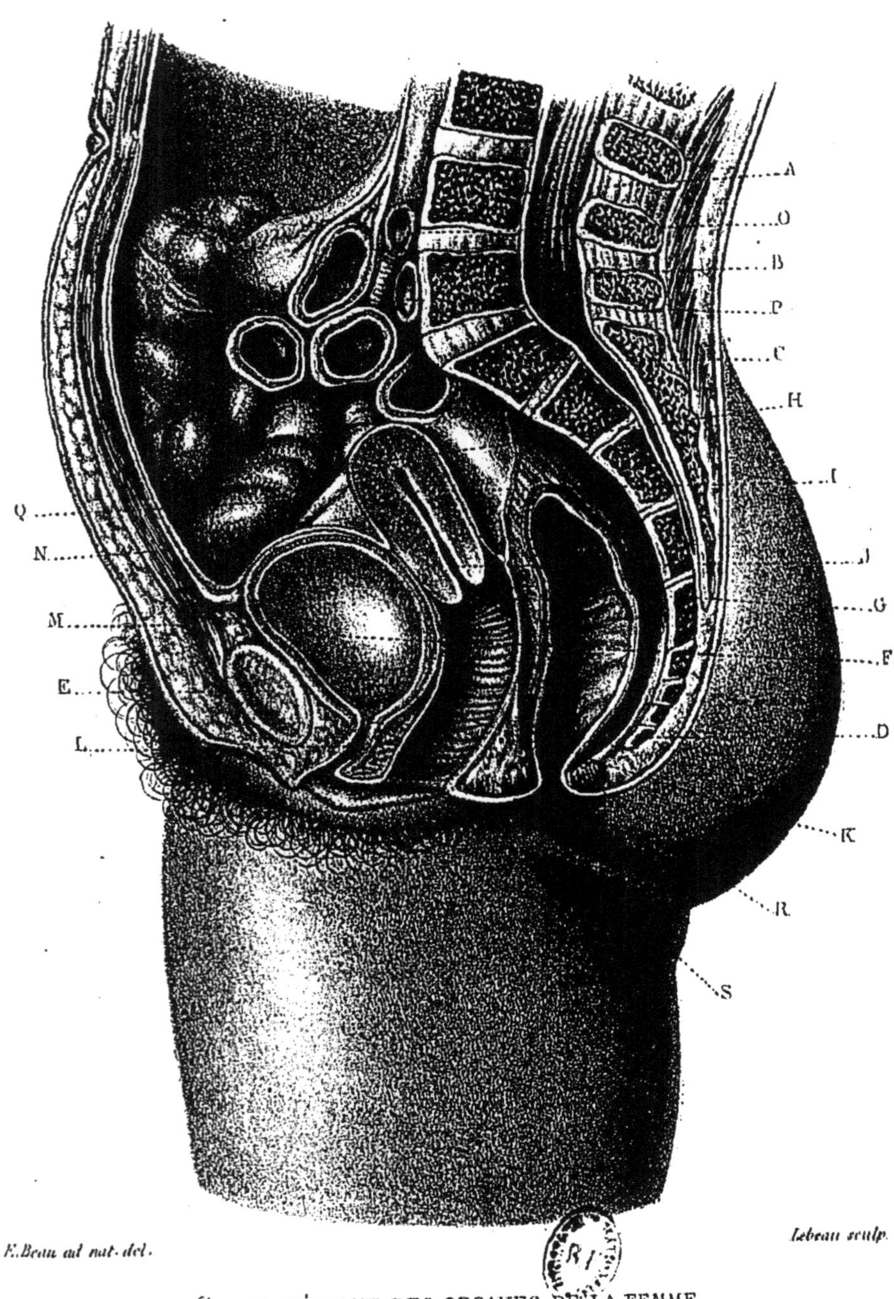

E. Beau ad nat. del.   Lebeau sculp.

COUPE MÉDIANE DES ORGANES DE LA FEMME

Publié par J. B. Baillière et Fils, à Paris.   Imp. Geny-Gros, Paris.

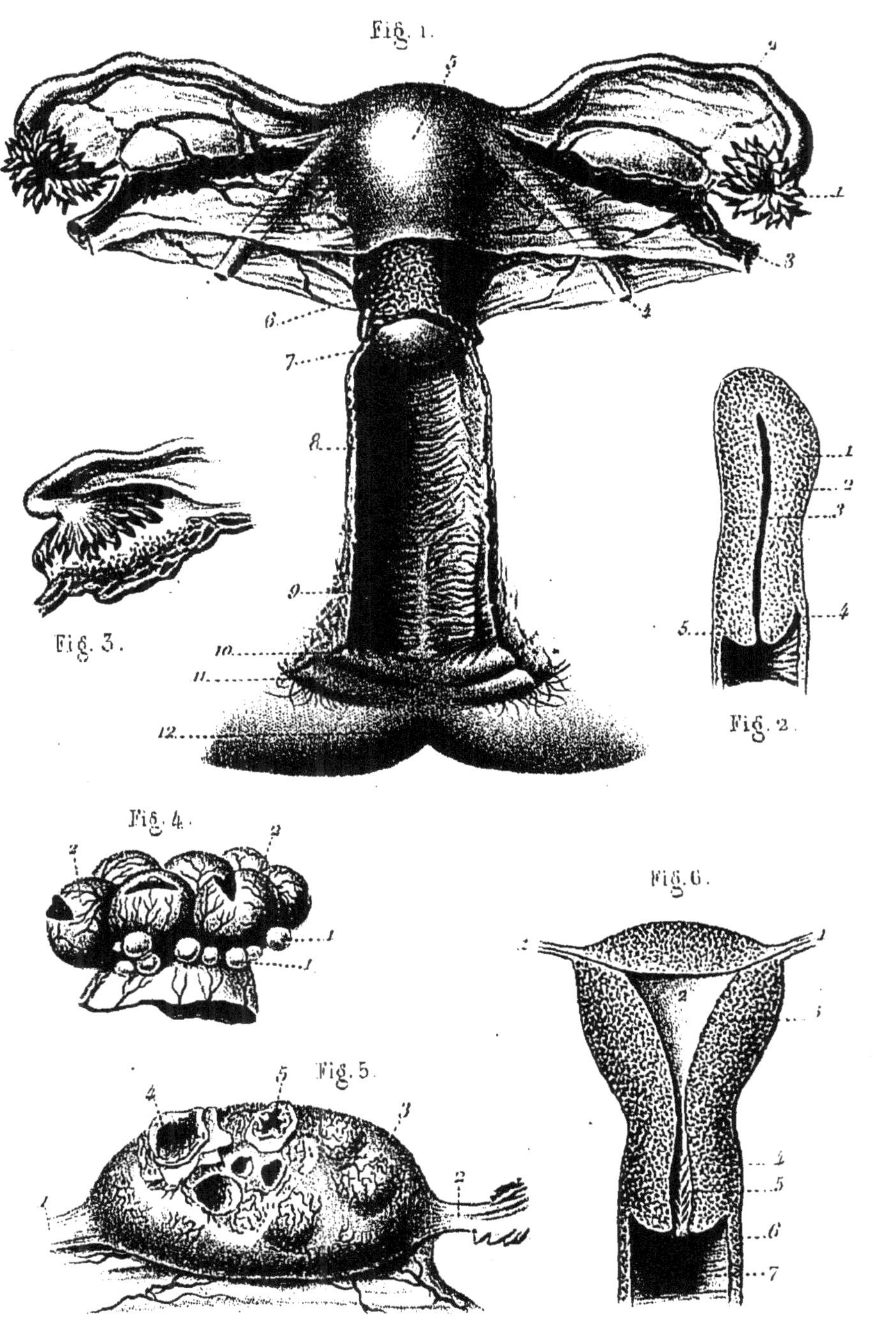

Léveillé pinx.

Lebrun sc.

ORGANES INTERNES DE LA FEMME.

Publié par J. B. Baillière et Fils, à Paris.

Imp. Geng. Greve, Paris

Fig. 1.   Fig. 2.   Fig. 3.

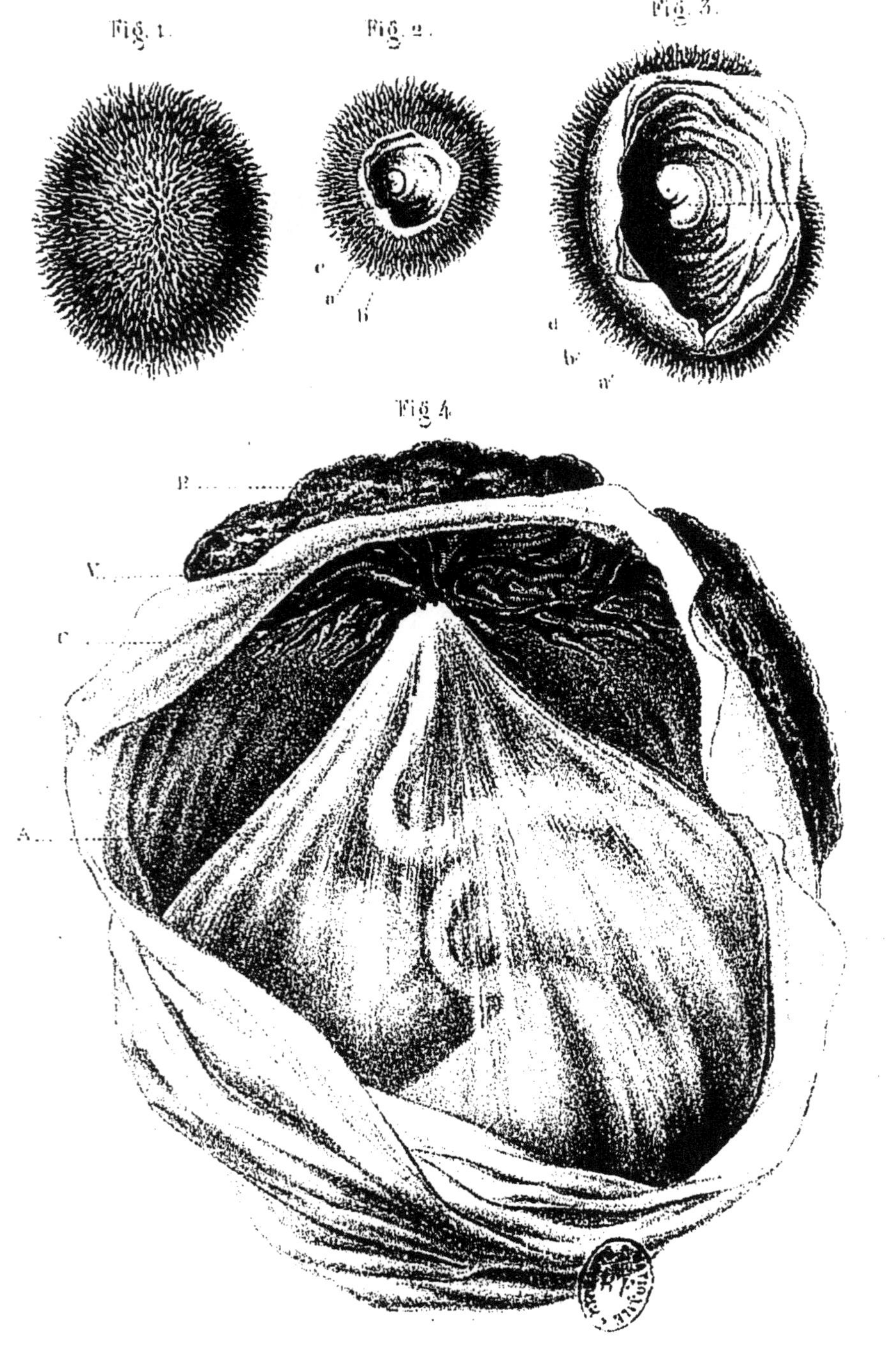

Léveillé pinx.

Debray sc.

ŒUF HUMAIN.

Publié par J. B. Baillière et Fils, à Paris

Imp. Bony-Gros, Paris.

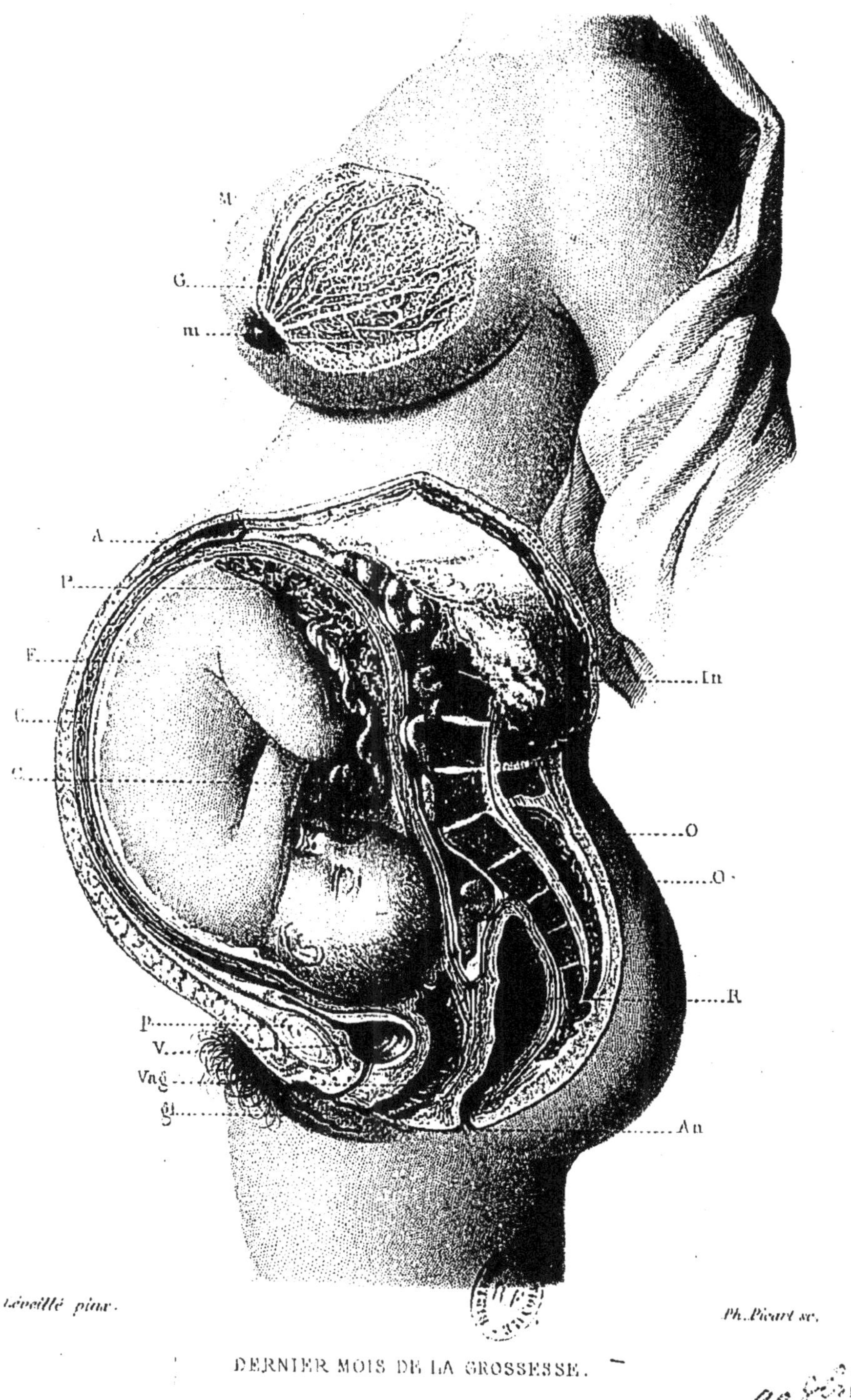

Léveillé pinx.

Ph. Picart sc.

DERNIER MOIS DE LA GROSSESSE.

Publié par J. B. Baillière et Fils, à Paris.

Imp Geng-Gros. Paris.

TABLE ALPHABÉTIQUE

FIN DE LA TABLE

www.ingramcontent.com/pod-product-compliance
Ingram Content Group UK Ltd.
Pitfield, Milton Keynes, MK11 3LW, UK
UKHW020122130726
13696UKWH00001B/155